For a more healthy life
knowing thyroid earlier is right

养护健康生命腺

甲状腺

那些事儿早知道

洪天配 主编

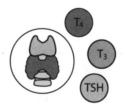

化学工业出版社

·北京·

内容简介

　　本书是由北京大学第三医院内分泌科洪天配教授组织具有丰富的甲状腺疾病临床诊疗经验和科普教育经验的内分泌专科医师所编写。本书采用问答形式，介绍了甲状腺基础知识、甲状腺疾病常见的检查、甲状腺功能亢进症、甲状腺功能减退症、各种甲状腺炎、甲状腺结节、甲状腺癌的相关知识，旨在解答患者及其在日常生活和诊疗过程中常遇到的各种困惑。本书语言平实，通俗易懂，深入浅出。本书适合甲状腺疾病患者及其家属阅读参考。

图书在版编目（CIP）数据

　　养护健康生命腺：甲状腺那些事儿早知道 / 洪天配主编 . — 北京：化学工业出版社，2024.8
　　ISBN 978-7-122-45771-4

　　Ⅰ.①养…　Ⅱ.①洪…　Ⅲ.①甲状腺疾病－诊疗
Ⅳ.①R581

　　中国国家版本馆 CIP 数据核字（2024）第108101号

责任编辑：戴小玲　　　　　　　　　文字编辑：赵爱萍
责任校对：李雨函　　　　　　　　　装帧设计：史利平

出版发行：化学工业出版社（北京市东城区青年湖南街 13 号　邮政编码 100011）
印　　刷：北京云浩印刷有限责任公司
装　　订：三河市振勇印装有限公司
710mm×1000mm　1/16　印张11　字数201千字　2024 年 11 月北京第 1 版第 1 次印刷

购书咨询：010-64518888　　　　　　售后服务：010-64518899
网　　址：http://www.cip.com.cn
凡购买本书，如有缺损质量问题，本社销售中心负责调换。

定　　价：49.80 元

编写人员名单

主　编　洪天配

副主编　田　勍

编　者　（以姓氏拼音为序）

洪天配	北京大学第三医院	内分泌科
侯文芳	北京大学第三医院	内分泌科
李　琳	北京大学第三医院	内分泌科
刘国强	北京大学第三医院	内分泌科
刘　烨	北京大学第三医院	内分泌科
路　然	北京大学第三医院	内分泌科
田　勍	北京大学第三医院	内分泌科
王　琛	北京大学第三医院	内分泌科
王海宁	北京大学第三医院	内分泌科
谢　超	北京大学第三医院	内分泌科
杨　进	北京大学第三医院	内分泌科
张晶晶	北京大学第三医院	内分泌科

校　审　付　伟　　北京大学第三医院　内分泌科

　　　　杨　琨　　北京大学第三医院　内分泌科

插　图　王丹丹　北京大学第三医院　内分泌科

　　　　王　悦　　北京大学第三医院　内分泌科

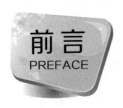

前言
PREFACE

　　随着人们对于自身健康的日益重视、常规体检的广泛开展、检测仪器设备精细化程度的不断提高，甲状腺疾病患病率呈持续增长趋势。根据最新的调查数据显示，目前我国各类甲状腺疾病的总体患病率为 50.96%，甲状腺功能异常的患病率为 15.22%。甲状腺疾病不仅给患者的躯体和心理健康带来困扰，还增加了国家的医疗卫生支出。

　　面对如此之高的甲状腺疾病患病率，患者群体自身及其家属，甚至部分医务人员对它的了解程度都还很不够，存在一定的认知偏差。因此，普及甲状腺疾病的相关知识，具有重要的现实意义。

　　甲状腺疾病相关知识的获取途径有很多，包括来自医院专业医护的诊疗、报纸杂志、科普读物、互联网、视频推送、各种 APP 等，尤其是互联网上的甲状腺相关知识可谓琳琅满目、五花八门，但同时也存在鱼目混珠、真假难辨的状况。对于没有医学知识背景的绝大多数甲状腺疾病患者而言，他们很难区分互联网或其他媒体上相关知识的真假，能否从学习中有所助益也无从判断。因此，来自专科医生编写的甲状腺疾病科普读物肯定是广大患者获取相关知识的理想选择。

　　为此北京大学第三医院内分泌科组织科室具有丰富临床诊疗经验、教育经验及科普创作经验的医师编写了《养护健康生命腺——甲状腺那些事儿早知道》。本书采用问答的形式，解答患者关注的各类问题。其中，大多数问题是临床上患者经常咨询的问题，具有很强的针对性。详细阅读这本科普书，一定会使读者全面了解并正确应对甲状腺疾病。

　　本书设置了甲状腺基础知识、甲状腺疾病常见的检查与化验、甲状腺功能亢进症、甲状腺功能减退症、各种甲状腺炎、甲状腺结节、甲状腺癌七个章节。将前沿科学理论知识与临床实践经验相结合，涉及甲状腺疾病的概念、病因、临床表现、预防、饮食、应对措施等多个方面。

目标读者群包括甲状腺疾病患者及其家属。在编写本书的过程中力求语言通俗易懂、深入浅出，旨在让读者轻松学习从而理解和掌握相关知识，为患者及其家属提供获取甲状腺相关知识的便捷途径和实用指南。

本书是科普读物，读者朋友们既可以详细阅读全书，也可以有目的地选择自己关心的问题进行查阅。如果阅读后仍有疑问，应当及时咨询专业医生，与医生面对面探讨相关问题。

本书在编写和审校过程中难免存在疏漏，敬请广大读者不吝批评指正，提出建议，使本书有机会进行修订或再版。

洪天配

北京大学第三医院内分泌科

2024年7月

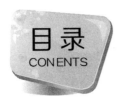

目 录
CONENTS

第四章　长期相伴的甲状腺功能减退症 …………………… 078

第五章　各种各样的甲状腺炎·································· **115**

第七章　莫紧张也莫大意的甲状腺癌 …………………… **147**

第一章

认识甲状腺——

重要的健康生命腺

1. 什么是甲状腺？

甲状腺是每个人体内都具有的重要器官，它是人体最大的内分泌腺，也是最表浅的一个内分泌腺体。甲状腺呈棕红色，由左、右两个侧叶和峡部组成，其中峡部位于中间，连接左右两个侧叶，外形上看起来有一些像蝴蝶，或者像大写的英文字母"H"。甲状腺能够利用碘来制造甲状腺激素，这些激素可调节机体新陈代谢、生长发育及其他各个器官的功能，因此也是我们重要的生命"腺"。

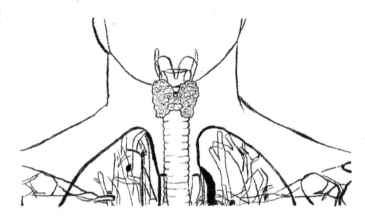

2. 甲状腺在身体的什么部位？

正常甲状腺位于颈部表浅的位置，在甲状软骨的下方，气管的两旁，两侧胸锁乳突肌内侧，通俗地讲就在男性喉结的下方。甲状腺的左右侧叶宽 2 ～ 2.5cm，高 4 ～ 5cm，厚 1 ～ 1.5cm，其中右叶略大于左叶，其位置也略高于左叶。峡部大多为方形，长宽各约 2cm。在正常情况下，甲状腺的血液供应很丰富，质地柔软，重 15 ～ 25g。一些正常人的甲状腺存在一定变异，其中最常见的是甲状腺缺少峡部或是在峡部之上多出了锥状叶。

3. 什么是异位甲状腺？

异位甲状腺是指在颈前正常位置以外的地方出现的甲状腺组织。异位甲状腺是由于基因缺陷等原因使得甲状腺在胚胎期出现发育异常，导致甲状腺未能顺利迁移至正确位置所致。90%以上的异位甲状腺位于舌根，也可出现在腮腺、咽喉、气管、肺、纵隔、心脏、肾脏等罕见部位。异位甲状腺很少见，发生率不到1/10万，多见于年轻人，65% ～ 80% 的异位甲状腺发生在年轻女性。

异位甲状腺包括两种类型：一种类型是颈部正常部位无甲状腺组织，只有异位甲状腺存在；另一种类型是除异位甲状腺外，颈部正常部位同时也存在甲状腺组织，以前者相对多见。

4. 异位甲状腺对健康有什么影响？

异位甲状腺可发生正常部位甲状腺的所有病变，包括甲状腺功能异常、甲状腺肿大、癌变等。

因为异位甲状腺患者常不会出现明显的临床症状，所以不会被早发现。一些患者会因为体检发现颈部肿物或影像学检查异常而得到诊断。异位甲状腺的临床表现与异位甲状腺的发生部位、大小、病变性质、有无伴发甲状腺功能异常等因素有关，主要表现为局部肿块和压迫症状，如吞咽困难、呼吸和发声困难、声音嘶哑、刺激性咳嗽等。出现在咽喉、舌根等表面的异位甲状腺，还可以发生出血症状。

诊断异位甲状腺通常需要进行影像学检查和病理检查，其中甲状腺放射性同位素扫描是最重要和可靠的诊断方法之一。通过甲状腺放射性同位素扫描，可以确定正常甲状腺的位置是否存在异常，发现异位甲状腺的位置、形状、大小和功能。在诊断方面存在困难时，可以结合计算机断层扫描（CT）、磁共振成像（MRI）、超声以及病理检查等多种手段进行综合判断。

诊断明确的异位甲状腺，需要根据甲状腺大小、有无癌变、有无压迫症状、甲状腺功能状况等因素来决定是否需要治疗，采用哪些治疗方案。伴有甲状腺功能减退症的患者，应补充甲状腺激素治疗；对于恶性病变或出现压迫症状的患者，应考虑手术治疗。

5. 医生检查甲状腺时为什么要让患者做吞咽动作？

当患者接受体检或在内分泌科就诊时，医生会要求患者做吞咽运动来更好地检查甲状腺。甲状腺位于颈部浅表的位置，紧贴在喉的下部和气管上部的前面，并通过韧带固定于喉和气管壁上。因此，吞咽时甲状腺会随着喉部的运动而上下移动，这是临床医生通过视诊和触诊来判断甲状腺是否肿大，以及判断颈部肿物是否来自甲状腺的重要依据之一。了解到这个知识，医生检查您的甲状腺时，请您配合医生的口令做吞咽动作，以便医生能够更好地检查您的甲状腺。

6. 如何判断甲状腺是否肿大？

医生通过对患者颈部的视诊和触诊来判断是否存在甲状腺肿大，正常的甲状腺表面光滑，柔软不易触及，通常在颈部视诊中无法看到甲状腺。如果医生检查时发现甲状腺可以被看到或者可以被触摸到，那么就说明甲状腺可能存在肿大。然而，正如之前提到的，甲状腺是一个比较表浅的器官，我们看到或者触摸到的，并不是甲状腺的全部。因此，利用甲状腺超声检查来确定甲状腺的大小是更为可靠和准确的方法。

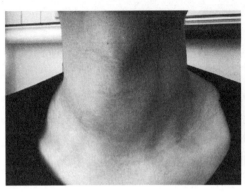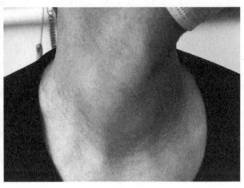

7. 如何划分甲状腺肿大的程度？

在体检报告单中，或者在医生记录的病历中，总会提到甲状腺Ⅰ、Ⅱ、Ⅲ度肿大，这又是什么概念呢？原来，医生会根据体格检查中视诊和触诊的结果，对甲状腺的肿大程度进行粗略划分，根据甲状腺肿大程度分为Ⅰ～Ⅲ度肿大，具体划分方法如下：Ⅰ度肿大是指通过视诊看不到甲状腺，但可以通过触诊触及甲状腺；Ⅱ度肿大是指不仅能够通过触诊触及甲状腺，而且还能够通过视诊看到肿大的甲状腺，但肿大的甲状腺边缘不超过同侧胸锁乳突肌外侧缘；超过胸锁乳突肌外侧缘者则为Ⅲ度肿大。

8. 甲状腺参与机体哪些功能的调控？

甲状腺通过其所分泌的激素参与人体重要生理功能的调节。甲状腺组织主要包含两种内分泌细胞：甲状腺滤泡上皮细胞和滤泡旁细胞［又称为"亮细胞（clear cell）""C细胞"］。其中95%以上是甲状腺滤泡上皮细胞，能够合成和分泌甲状腺激素，即甲状腺素（T_4）和三碘甲腺原氨酸（T_3）。甲状腺激素是人体生长发育和机体功能调控不可或缺的内分泌激素，主要生理功能包括：①参与胚胎的生长发育调控，是胚胎期和婴幼儿期脑、骨骼等系统发育不可或缺的调控激素；②参与调节机体产热，影响物质代谢和水平衡；③可以作用于心血管系统，使心率增快、心脏泵血增加，调节血压等；④参与造血系统、生殖系统的功能调控等。滤泡旁细胞则合成和分泌降钙素，是调节人体内钙平衡的激素之一。

正因为甲状腺如此重要，所以如果生命早期没有甲状腺，人体是不能够正常发育和存活的。

9. 甲状腺除了分泌甲状腺激素外，还有其他功能吗？

甲状腺除了分泌甲状腺激素外，还可以分泌另外一种激素，即降钙素（calcitonin，CT）。降钙素由滤泡旁细胞所产生，与维生素D、甲状旁腺激素等一起参与维持体内钙离子的代谢平衡。当血钙浓度升高时，降钙素分泌增加。一方面可抑制破骨细胞活性，增强成骨过程，使骨组织释放的钙离子减少；另一方面抑制肾脏对钙离子的重吸收，从而使血钙浓度降低，恢复正常血钙水平。甲状腺髓样癌的患者血清降钙素水平会明显升高，我们会在下文甲状腺结节和甲状腺癌的内容中进一步介绍。

10. 什么是甲状腺激素？

甲状腺激素是由甲状腺滤泡上皮细胞合成和分泌的激素，是一组具有激素活性的碘化甲状腺原氨酸的总称，其中包括：①甲状腺素，即 3,5,3′,5′-四碘甲状腺原氨酸，简称为 T_4，几乎全部都在甲状腺中合成；② 3,5,3′-三碘甲状腺原氨酸，简称为 T_3，约 80% 的 T_3 在外周组织，由 T_4 脱碘产生。T_4 和 T_3 也就是甲状腺功能（简称"甲功"）检查单上最常见到的检测项目，可以反映机体的甲状腺功能状态。此外，碘化甲腺原氨酸还包括：① 3,3′,5′-三碘甲腺原氨酸，即反式三碘甲腺原氨酸，简称为 rT_3；② 3,3′-二碘甲腺原氨酸，简称为 T_2。rT_3 和 T_2 是甲状腺激素的代谢产物。

11. 甲状腺激素是怎样合成的？

甲状腺激素是由甲状腺滤泡上皮细胞合成，合成的原料包括碘和甲状腺球蛋白，并需要甲状腺过氧化物酶的催化。甲状腺球蛋白由甲状腺滤泡上皮细胞合成，是甲状腺中一种重要的、含量丰富的大分子含碘糖蛋白。它是甲状腺激素合成的蛋白前体，也是甲状腺激素合成的载体。甲状腺激素生物合成的过程其实就是甲状腺球蛋白经化学修饰的过程。

甲状腺激素的合成过程包括三个步骤：甲状腺摄取碘、碘的活化与甲状腺球蛋白碘化及碘化酪氨酸的偶联和缩合。碘化物的摄取是甲状腺激素合成过程中关键性的第一步。甲状腺滤泡上皮细胞能够通过细胞膜上的碘泵从血液中主动摄取碘离子，随后碘离子在甲状腺过氧化物酶的作用下进一步活化。活化后的碘离子与甲状腺球蛋白的酪氨酸结合，形成 3,5-二碘酪氨酸（DIT）和 3-一碘酪氨酸（MIT），最后通过 MIT/DIT 与 DIT 的偶联形成甲状腺激素 T_3 和 T_4。

合成后的甲状腺激素以胶质形式贮存于甲状腺细胞外的腺泡腔中，当机体需要时再分泌并释放入血液循环中。

12. 碘对甲状腺功能有哪些影响？

碘是人体必需的微量营养元素，进入人体内的碘主要被甲状腺摄取和利用，作为合成甲状腺激素的重要原料参与甲状腺激素的合成。

在缺碘的情况下，进入甲状腺内的碘减少。由于原料碘的缺乏，甲状腺激素的合成和分泌会减少，机体会通过反馈调控机制使促甲状腺激素（TSH）的分泌增加，增强甲状腺的摄碘功能。同时，甲状腺对碘的再利用率也会提高，从尿液排泄的碘量会减少。这些都是机体对碘不足时的代偿反应，目的是维持甲状腺内足够的碘量，以满足合成甲状腺激素所需。然而，当机体长期严重碘缺乏时，将无法弥补碘原料的缺乏，最终导致甲状腺激素合成和分泌显著减少，发生甲状腺功能减退症。

碘过多对甲状腺功能的影响要比碘缺乏复杂得多。当机体摄入碘过多时，进入甲状腺内的碘也会相应增加，导致甲状腺激素的合成和释放轻度增加。而甲状腺激素的增多可以反馈抑制垂体 TSH 的分泌，抑制甲状腺摄入过多的碘，使甲状腺内的碘浓度降低。另外，碘过量时，尿碘排泄量明显增加，从而使过多的碘不在体内滞留。以上这些都是机体对碘过量做出的保护性反应，旨在维持甲状腺功能的稳定。然而，在长期暴露于碘过量的情况下，超过机体的代偿能力时，就会引发甲状腺功能异常。

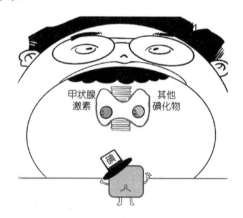

13. 甲状腺激素是怎样存储和释放的？

合成后的甲状腺激素——T_3 和 T_4 存在于甲状腺球蛋白分子上，从甲状腺滤泡细胞顶端排入滤泡腔，构成滤泡内胶质的主要成分，这就是甲状腺激素的存储形式。

在机体需要时，携带有甲状腺激素的甲状腺球蛋白先被甲状腺滤泡细胞摄取，重新回到滤泡细胞内。然后在溶酶体内经过水解释放出游离的甲状腺激素。最后游离的甲状腺激素被滤泡细胞分泌到细胞间液中，穿过毛细血管壁，进入血液循环中。

14. 甲状腺激素是怎样代谢的？

甲状腺激素是含碘氨基酸，在体内的代谢包括脱碘和非脱碘两个方面，其中脱碘是甲状腺激素在体内最重要的代谢方式。脱碘既可使甲状腺激素激活，又可使之失活。甲状腺激素的脱碘需要在脱碘酶的催化下完成。甲状腺激素的脱碘为单脱碘，即每次只脱去一个碘原子。根据碘原子位置的不同，甲状腺激素的脱碘反应分为内环脱碘和外环脱碘两种。内环脱碘能够使甲状腺激素失活，如 T_4 转变为反 T_3、T_3 转变为 T_2。通过外环脱碘，T_4 能够转变为 T_3 而进一步活化。甲状腺激素的非脱碘代谢包括甲状腺激素的硫酸化和葡萄糖醛酸化、丙氨酸侧链的化学修饰和醚键的氧化断裂等。

15. 甲状腺激素对糖、蛋白质及脂肪代谢的影响有哪些？

甲状腺激素在人体内具有广泛的作用，其中一个重要的生理作用就是参与调节物质代谢。在生理水平下，甲状腺激素对合成代谢和分解代谢均有促进作用，但大剂量甲状腺激素的促分解代谢作用表现更突出。

甲状腺激素能够促进葡萄糖经肠道的吸收，促使组织细胞摄取和利用葡萄糖增加，肝脏的糖异生、糖原合成和分解加快。甲状腺激素过多时，由于甲状腺激素对肝糖原分解、糖异生及肠道葡萄糖吸收的促进效应超过了其增加组织对葡萄糖的利用效应。因此，甲状腺功能亢进症（简称为甲亢）可以引发高血糖，并使原有的糖尿病加重。

生理剂量的甲状腺激素可以通过增加人体细胞对氨基酸的摄取、促进蛋白质基因的转录和翻译等途径，从而使蛋白质合成增加。但当甲状腺激素过多时反而会促进蛋白质分解增加，这也是甲亢患者会出现消瘦、无力症状的原因。

甲状腺激素既促进脂肪和胆固醇的合成，同时也加速脂肪的分解、促进胆固醇的降解和排泄。由于甲状腺激素对后者的效应超过了前者（促分解作用大于促合成作用），因此甲亢时胆固醇水平常降低，脂肪分解增加，产热增多。相反，甲状腺功能减退症（简称为甲减）时胆固醇水平则升高，脂肪分解减少，产热减少。

16. 甲状腺激素对生长和发育的影响有哪些？

甲状腺激素是调控人类中枢神经系统正常发育的关键激素，胎儿期和出生后早期如果缺乏甲状腺激素又未及时补充，将会造成永久性脑损害，严重者可引起智力减退、运动功能障碍、耳聋等。

甲状腺激素对骨的正常生长和发育也是必需的，它与生长激素协同，调控幼年期骨骼的生长发育。甲状腺激素刺激骨化中心的发育成熟，使软骨骨化，促进长骨和牙齿生长。如果在儿童期缺少甲状腺激素又未能够及时补充，将影响生长激素发挥作用，导致生长停滞、骨骺闭合延迟、骨龄延迟及身材矮小。

17. 为什么甲亢患者容易怕热，甲减患者容易怕冷？

很多人普遍认为甲亢患者容易怕热，甲减患者容易怕冷，这是医学常识，表明甲状腺激素对机体产热具有调节作用。人体各种新陈代谢活动的进行都依赖于正常体温的维持。机体保持体温正常的关键在于产热与散热之间的动态平衡。甲状腺激素能够通过多种机制增加机体产热。其中一种机制是通过增加组织细胞内线粒体的数量和体积，促进线粒体的能量代谢活动，从而提高氧耗量和产热量。同时，甲状腺激素还可以通过促进营养物质的分解代谢和促进肌肉收缩而增加产热。因此，甲亢患者多怕热，甚至部分患者可出现低热；而甲减患者则怕冷，部分患者体温偏低。

18. 甲状腺激素对睡眠和神经系统有哪些影响？

甲状腺激素对中枢神经系统的正常发育和功能有重要作用，胎儿期和出生后早期甲状腺激素缺乏可导致严重的智力发育迟缓。在成年人，中枢神经系统已经发育成熟，此时，甲状腺激素的效应表现为兴奋作用。例如，在甲亢时，可表现为神经系统兴奋性增加，患者容易出现情绪激动、注意力不集中、好动多语、失眠，甚至出现幻觉、躁狂等。而甲减时则表现为神经系统的兴奋性降低，出现反应迟钝、言语迟缓、嗜睡、记忆力减退，甚至抑郁、昏迷等。此外，甲状腺激素还能够提高交感神经兴奋性，甲状腺激素分泌过多会使患者心率加快、手抖。相关的具体表现，将在下文甲亢和甲减中介绍。

19. 甲状腺激素对心脏和血管有哪些影响？

当患者因心率过快或过慢及其他心律失常问题就诊于心脏内科时，有经验的医生通常会建议进行甲状腺功能检查。这是因为甲状腺激素在心血管系统调节中扮演着重要的调节角色。

甲状腺激素可以使心肌收缩力增强，心率增快，心排血量增加；还使外周血管舒张，降低周围血管阻力，增加血流量。因此，甲亢患者常出现心动过速，特别是在睡眠和休息状态下。同时还可出现收缩压升高，舒张压降低，脉压（收缩压与舒张压之差）增大。严重和持久的甲亢可能引发甲亢性心脏病。而甲减患者则会出现心率减慢、心包积液等临床表现。

20. 甲状腺激素对消化系统有何影响？

在甲状腺功能异常的患者就诊时，医生常会询问他们的饮食和排便情况，这是因为人体的消化功能会受到甲状腺激素的调节。甲状腺激素能够促进胃肠道蠕动的速度，因此当甲状腺激素分泌过多时，胃肠道蠕动会加快，导致胃排空速度增加，肠道的吸收能力减少，从而引起食欲亢进和腹泻。相反，当甲状腺激素分泌减少时，胃肠道蠕动速度会减慢，胃排空时间延长，就会出现食欲下降、腹胀和便秘的症状。

21. 甲状腺激素对骨骼和肌肉有哪些影响？

甲状腺激素在骨骼的生长发育中起着重要作用。在幼年期，甲状腺激素缺乏可能导致身材矮小的情况。而对于成年人而言，甲状腺激素可以促进骨转换，增加骨吸收和轻度骨形成。因此，当甲状腺激素分泌过多时，会增加骨吸收，导致骨量减少。在严重情况下，甚至可能出现骨质疏松症和骨折。

甲状腺激素通过调节物质代谢、能量代谢以及神经系统功能来影响肌肉组织。当甲状腺激素分泌过多时，会增加蛋白质转化的速度，导致肌肉组织流失。此外，甲状腺激素过多还会引起肌细胞内能量代谢障碍，最终导致肌无力和肌肉萎缩等症状。同时，甲状腺激素过多也会加快肌肉的收缩和舒张速度，导致出现腱反射亢进的表现。相反，当甲状腺激素不足时，肌肉的收缩后松弛时间明显延迟，在敲击肌肉时会出现局部肿胀的现象，像小山丘一样突出。

22. 甲状腺激素对水和电解质的代谢有什么作用？

甲状腺激素具有一定的利尿作用。当甲状腺激素不足时，毛细血管通透性增加，水、钠及大量的糖胺聚糖（黏多糖）和黏蛋白积聚于皮下，形成特征性的黏液性水肿（按压不凹陷的水肿）。严重者可引起血清钠离子浓度降低，出现低钠血症。补充甲状腺激素后，低钠血症和黏液性水肿可以逐步纠正。这也是甲减患者容易出现颜面部和身体肿胀的原因。

过多的甲状腺激素能够促进蛋白质分解，使尿中钾的排出增多。此外，过多的甲状腺激素能够促进钾由细胞外向细胞内转移，故部分甲亢患者可以出现低钾血症。

甲状腺激素能够同时促进破骨细胞和成骨细胞的作用，使骨骼的更新加快。过多的甲状激素可引起钙磷代谢紊乱，导致骨质脱钙、骨量减少，尿钙、磷排泄量增加，血钙可轻度升高，而血磷浓度大多正常。

23. 甲状腺激素的合成和分泌是如何调节的？

甲状腺激素的合成和分泌主要受到下丘脑和垂体的调节，同时也受到甲状腺自身的调节。

垂体分泌的促甲状腺激素（TSH）可促进甲状腺合成和分泌甲状腺激素，而下丘脑分泌的促甲状腺激素释放激素（TRH）则通过调节垂体分泌的 TSH 水平来间接参与甲状腺激素合成和分泌的调控。在正常情况下，下丘脑 TRH 分泌增多，垂体的 TSH 分泌也随之增多，最终甲状腺合成和分泌甲状腺激素增加。反之，则相应减少。另一方面，甲状腺激素对垂体分泌 TSH 和下丘脑分泌 TRH 也有负反馈调节作用。当血中甲状腺激素增加时，会抑制垂体分泌 TSH 和下丘脑分泌 TRH，使 TSH 和 TRH 水平降低，以减弱垂体和下丘脑对甲状腺合成和分泌甲状腺激素的刺激效应。这种存在于下丘脑-垂体-甲状腺中的兴奋和负反馈抑制作用在甲状腺功能调节中占有主要地位。

除了垂体和下丘脑之外，甲状腺组织本身也对甲状腺激素的合成和分泌发挥自身调节作用，表现为调节碘的摄取和利用、甲状腺内 T_4/T_3 比值等。例如，碘缺乏时，甲状腺的摄碘功能增强，并增加碘的利用率，使甲状腺内 T_4/T_3 比值降低；而碘过多时，甲状腺对碘的利用率降低，使甲状腺内 T_4/T_3 比值升高。当短期内大量摄入碘时，甲状腺内的碘浓度增加到一定水平，就会出现甲状腺激素合成和分泌的减少甚至停止。这是甲状腺固有的一种保护性反应，目的是防止因摄入大量碘而引发毒性作用。然而，如果继续增加碘的摄入，则该作用就会消失。

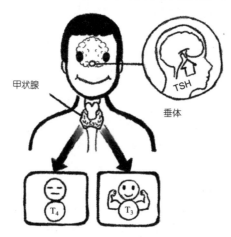

24. 哪些因素可以影响甲状腺功能？

很多因素都可以影响甲状腺功能，常见的因素有个体碘营养的情况，碘过多、碘缺乏均可影响甲状腺功能；许多药物，如胺碘酮、糖皮质激素、抗甲状腺药物、含碘的造影剂、新型的抗肿瘤靶向治疗药物等，可以影响甲状腺激素合成、转运及释放，也可能干扰甲状腺局部的免疫应答反应，从而导致甲状腺炎症，影响甲状腺功能。还有一些药物本身不影响甲状腺功能，但是可能会干扰甲状腺功能检查，如大剂量生物素、水杨酸盐等。此外，饥饿、营养不良及一些非甲状腺性的急慢性疾病等，也可能会影响甲状腺功能。尤其是在没有基础甲状腺疾病的情况下，一些急慢性疾病（如急性感染、创伤、休克、急性心肌梗死、心力衰竭、肝肾功能衰竭等）可通过改变 T_4 的代谢或干扰 T_4 与甲状腺素结合球蛋白（TBG）的结合而引起血液循环中甲状腺激素水平的异常，常见的变化是 T_3 水平降低，严重时 T_4 也降低，医学上称为低 T_3、低 T_4 综合征。这种甲状腺激素水平的异常改变会随着原发病的改善而逐渐恢复到以往的水平。

25. 甲状腺激素正常值有性别、年龄及人种差异吗?

目前关于男性与女性之间的甲状腺激素水平是否存在差异的研究较少,结论也各不相同。一些研究发现男性的游离 T_3(FT_3)和游离 T_4(FT_4)水平较女性高,而另一些研究则显示 FT_3 和 FT_4 水平与性别无相关性。

现有的一些研究数据表明,18 岁以上的成年人中游离 FT_3 水平与年龄呈负相关性,即随着年龄的增加,血中 FT_3 水平则呈下降趋势;而游离 FT_4 水平则与年龄无明显相关性。另有一些研究显示,成年人中未见 FT_3 和 FT_4 与年龄存在显著的相关性,或者 FT_3 和 FT_4 水平都随着年龄的增长而逐渐下降,或者 60 岁以上的人群中 FT_4 水平随年龄增加而升高。

有研究显示,不同人种的甲状腺激素水平存在微小差异,导致差异的原因与当地的碘营养状况、气候等因素可能有关,但是这些差异微小,对于定义甲状腺功能正常值范围的影响有限。

26. 妊娠期甲状腺的形态和功能有哪些变化?

妊娠对甲状腺的形态和功能都有显著的影响。在妊娠期间,孕妇的甲状腺会出现腺体的增生和肥大、血管增生以及血运增加,导致甲状腺的体积会轻度增大。

妊娠期的新陈代谢旺盛,为了满足妊娠期代谢需求的增加,机体的甲状腺功能会发生一些适应性的调整。妊娠期,随着胎盘的形成和体积增加,胎盘产生的雌激素和人绒毛膜促性腺激素(human chorionic gonadotropin,hCG)的水平增加,会影响甲状腺功能,导致孕妇血中总 T_4(TT_4)和总 T_3(TT_3)的升高。hCG 与垂体分泌的 TSH 具有相似的作用,因此随着妊娠早期胎盘分泌的 hCG 水平的增加,会导致甲状腺激素合成的增加,反馈抑制垂体分泌 TSH,并促使妊娠期甲状腺体积增大。

所以不同妊娠时期,需要有妊娠阶段特异性的甲状腺激素水平的参考范围。大多数医院的甲状腺功能检查单上所列的正常参考范围是基于普通正常人群的数据。因此,在进行甲状腺功能检查时,准妈妈们不仅要关注检查单上有无代表异常的上下箭头,还要留意有无标注适用于不同妊娠阶段的参考范围。

27. 甲状旁腺与甲状腺有什么关系? 甲状旁腺的作用是什么?

甲状旁腺也是内分泌腺体之一,它就位于甲状腺左、右侧叶的后方,大多数正常人有 4 个甲状旁腺,一般分为上下两对。甲状旁腺从婴儿期开始逐渐增大,直到 30 ~ 40 岁。相较于甲状腺,正常成年人的甲状旁腺很小,呈椭圆形,平均每个长约 6mm,宽 3 ~ 4mm,厚 1 ~ 2mm,重 50 ~ 60mg。因为甲状旁腺与甲状腺的组织关系密切,所以在进行甲状腺手术时,要注意保护甲状旁腺,避免其受到损伤。

甲状旁腺的主要功能是合成和分泌甲状旁腺激素（PTH），PTH 主要通过影响肾脏、骨骼及肠道的功能从而参与调节人体内钙磷代谢的平衡。PTH 可直接促进钙、磷从骨骼动员释放入血液，减少肾脏对钙的清除和磷的重吸收，并通过增加体内活性维生素 D 的合成从而间接促进肠道对食物中钙、磷的吸收。此外，PTH 还可参与骨骼的代谢，它既能够促进骨吸收，又能够促进骨形成。在适当浓度的 PTH 作用下，骨形成大于骨吸收；而在持续高水平的 PTH 作用下，则骨吸收会大于骨形成。

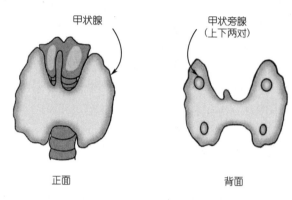

甲状腺　　　　　　　　　　　　　甲状旁腺
　　　　　　　　　　　　　　　　（上下两对）

正面　　　　　　　　　　　　　背面

28. 什么是游离甲状腺素？与总甲状腺激素有什么区别？

在正常情况下，甲状腺合成的甲状腺激素 T_3、T_4 释放入血液后，绝大部分与血浆蛋白结合，这就是通常所说的结合甲状腺素。血液循环中仅有很少的甲状腺激素包括 0.02% T_4 和 0.3% T_3 呈游离状态，这就是通常所说的游离甲状腺素，即 FT_3 和 FT_4。结合甲状腺素与游离甲状腺素之和就是总甲状腺激素，即 TT_3 和 TT_4。

总甲状腺激素由于其中的甲状腺激素与血浆蛋白紧密结合，所以并没有生物活性，是甲状腺激素的储存和运输形式。总甲状腺激素在血液中的浓度除了与甲状腺合成和释放甲状腺激素的多少有关外，还受到血浆蛋白水平的影响。某些因素（如雌激素等）可引起血液中甲状腺素结合球蛋白（TBG）水平升高，则总甲状腺激素水平就会随之升高；反之，某些情况（如肾病综合征等）可导致血液中 TBG 水平降低，则总甲状腺激素水平就会随之减少。

只有游离甲状腺素才能穿过细胞膜进入靶组织或靶细胞，并发挥甲状腺激素的生物活性。因此，游离甲状腺素被视为体内甲状腺激素的活性成分。由于循环中游离甲状腺素的水平所受外界因素干扰小，仅与甲状腺的功能状态密切相关，因此它可以直接反映甲状腺的功能状态。

也就是说，我们更多需要关注的是游离甲状腺素（FT_3 和 FT_4），因为游离甲状腺素能够更好地反映机体实际的甲状腺功能。

29. 常见的甲状腺疾病有哪些？

甲状腺疾病是临床常见病、多发病，包含了由多种病因导致的一组疾病。甲状腺疾病多种多样，这类疾病的病因、发病机制及临床表现也很复杂，各不相同。临床上常见的甲状腺疾病包括甲状腺功能亢进症（甲亢）、甲状腺功能减退症（甲减）、桥本甲状腺炎、亚急性甲状腺炎、甲状腺结节、甲状腺癌等。其中有些甲状腺疾病可伴发甲状腺功能异常，出现甲状腺功能亢进症（如 Graves 病、甲状腺自主性高功能腺瘤）或甲状腺功能减退症（如桥本甲状腺炎、萎缩性甲状腺炎）。多数甲状腺疾病是良性疾病，如各种甲状腺炎、大部分的甲状腺结节等，但也有些甲状腺疾病为恶性疾病，如各种类型的甲状腺癌、甲状腺淋巴瘤等。

甲状腺疾病患者应该就诊的科室包括内分泌科、普外科（甲状腺外科）、核医学科等。

30. 根据甲状腺功能情况，甲状腺疾病怎么分类？

根据甲状腺功能情况，甲状腺疾病可以分为甲状腺功能亢进症、甲状腺功能减退症以及甲状腺功能正常性甲状腺疾病。

甲状腺功能亢进症是指甲状腺合成和（或）分泌的甲状腺激素过多，超过了人体所需要的量。可以引发甲亢的甲状腺疾病很多，包括 Graves 病、毒性结节性甲状腺肿、毒性甲状腺腺瘤（自主性高功能性甲状腺腺瘤）、碘甲亢、卵巢甲状腺肿等疾病。甲状腺功能减退症是指甲状腺合成和（或）分泌的甲状腺激素太少，不能满足人体的需要。可以引发甲减的甲状腺疾病有很多，包括甲状腺先天性发育异常、碘缺乏、甲状腺切除术后、甲亢患者接受放射碘治疗后等。

一些甲状腺疾病并不会引发甲状腺功能异常，如大部分的甲状腺结节、甲状腺癌、单纯性甲状腺肿等，属于甲状腺功能正常性甲状腺疾病。

31. 根据甲状腺病变的性质，甲状腺疾病如何分类？

根据甲状腺病变的性质，可以将甲状腺疾病分为良性病变和恶性病变。前者包括 Graves 病、甲减、各种类型的甲状腺炎、良性甲状腺结节等甲状腺疾病。后者主要是原发于甲状腺组织的恶性肿瘤即甲状腺癌，如甲状腺乳头状癌、滤泡状癌、髓样癌、未分化癌等。此外，甲状腺的一些非甲状腺腺体组织也可以发生恶性肿瘤，如甲状腺淋巴瘤和甲状腺血管内皮瘤等。由于甲状腺血供丰富，其他部位发生的恶性肿瘤也可以通过血液循环转移到甲状腺，形成甲状腺转移癌。

32. 甲状腺疾病与碘营养状态有什么关系？

甲状腺疾病与碘营养状态有着密切的关系。经过多年的食盐加碘，目前我国已经是碘营养充足国家。碘的摄入量与甲状腺疾病风险之间呈现"U"形曲线的关系，意味着碘缺乏或碘过多都可增加甲状腺疾病风险。只有合适的碘摄入量才对甲状腺的健康有益。

在某些缺碘地区，人们的饮食中碘含量很低，导致长期处于碘不足或缺乏的营养状态。碘的不足或缺乏会导致甲状腺激素分泌减少，身体为了自我调节，会刺激垂体分泌促甲状腺激素，从而导致甲状腺代偿性肿大，通常称为"大脖子病"。此外，甲状腺也可能在某些局部出现过度增生，形成甲状腺结节。如果长期严重缺碘超过机体的代偿能力，甲状腺激素的合成和分泌将持续不足，同时伴随着甲状腺肿大和结节，最终导致甲状腺功能减退症。

碘过量也会导致甲状腺肿大和甲状腺结节的发生率增加，并影响甲状腺功能。碘过量对甲状腺功能的影响较复杂，既可以引起甲状腺功能减退症，也可以引起甲状腺功能亢进症。碘过量对甲状腺功能的影响存在个体差异，可能与不同个体之间既往是否存在碘缺乏、是否存在甲状腺基础疾病、是否存在甲状腺自身抗体等因素有关。

关于碘的营养状态与甲状腺癌之间的关系十分复杂，目前的医学研究还没有得出统一的结论，所以还有赖于进一步开展长期的人群研究才能回答有关这两者之间的确切关系。碘缺乏和碘过量均导致甲状腺肿大和甲状腺结节发生率增加，因此适度碘营养对于预防甲状腺肿瘤可能也是有益的。

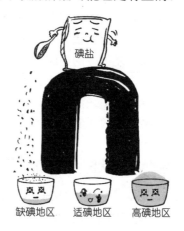

缺碘地区　　适碘地区　　高碘地区

33. 为什么现在甲状腺疾病的患者越来越多？

无论是临床医生还是普通百姓，大家都会觉得近年来患甲状腺疾病者似乎越来越多。那么是什么原因导致甲状腺疾病患者增多了呢？

甲状腺疾病本身就是常见病和多发病，其发病与遗传因素、环境因素、免疫调节功能异常、年龄增长、性别等多种因素有关。碘摄取量不足或超量均会增加甲状腺疾病的发生风险。同时快速的生活和工作节奏、生活压力的增大等因素可以诱发免疫调节功能异常从而增加桥本甲状腺炎、Graves 病等自身免疫性甲状腺疾病的风险。此外，甲状腺结节和甲状腺肿瘤的患病率会随着年龄的增长而增加。由于经济的发展和医学的进步，人们的寿命较前明显延长，所以出现甲状腺结节和甲状腺肿瘤的概率会有所增加。

导致甲状腺疾病患者增加的另一个原因是甲状腺疾病诊断的相关医学技术的快速发展。甲状腺超声的分辨率显著提高，使得更小的甲状腺结节能够被早期发现。血液检测甲状腺激素和 TSH 水平的技术变得更加敏感，在正常人群中一些亚临床甲亢或亚临床甲减的患者能够及时被识别。甲状腺超声和穿刺活检技术的发展也大大提高了早期甲状腺癌的临床诊断水平，导致发现的甲状腺癌患者增加。

此外，甲状腺疾病患者的增加还与人们现在对甲状腺疾病的重视程度增高有关。随着人们对甲状腺疾病的病因、发病机制、危害等方面认识的深入，人们更加重视甲状腺疾病的主动筛查。现在很多单位的体检都把甲状腺超声和甲状腺功能检查包含在其中，许多准备妊娠的女性也会在孕前进行甲状腺自身抗体和甲状腺功能检查。由于这些针对甲状腺疾病的检查增多了，甲状腺疾病被发现的机会增加，导致被发现的甲状腺疾病患者明显增加。

（侯文芳　田勍　王海宁）

第二章

生命腺的探照灯——

甲状腺疾病
常见的检查

34. 甲状腺功能检查包括哪些项目？

甲状腺功能检查，即平时我们所说的"甲功"，是评价甲状腺功能最重要的血液化验。具体包括如下指标：

（1）血清总甲状腺素（T_4、TT_4） 血清中的 T_4 全部由甲状腺分泌而来，故 T_4 是反映甲状腺功能状态的较好指标。在正常情况下，血液中的 T_4 约 60% 与甲状腺素结合球蛋白（TBG）结合，30% 与甲状腺素转运蛋白结合，其余约 10% 与白蛋白结合，仅 0.03% ～ 0.04% 为游离状态。TBG 为血清中最主要和特异性最高的 T_4 结合蛋白。血清中 TT_4 的水平主要受 TBG 的影响。

（2）血清总三碘甲腺原氨酸（T_3、TT_3） 与 T_4 不同，血清中 T_3 仅 15% ～ 20% 由甲状腺直接分泌而来，80% 以上的 T_3 是在外周组织中通过 T_4 脱碘而成的。血清中 99.5% 的 T_3 与 TBG 结合，但 T_3 不与甲状腺素转运蛋白结合。T_3 与 TBG 的结合亲和力明显低于 T_4，这是血清中 T_3 浓度明显低于 T_4 的原因之一。

（3）血清游离甲状腺素（游离 T_4、FT_4）与游离三碘甲腺原氨酸（游离 T_3、FT_3）测定 FT_4 和 FT_3 是血液中游离状态的甲状腺激素，不受血清中 TBG 变化的影响，直接反映了甲状腺的功能状态，其敏感性和特异性均高于 TT_4 和 TT_3。因此，临床上更多利用这两项指标来评价甲状腺功能。

（4）血清反式 T_3（rT_3）测定 T_4 在外周组织中，除经 5'-脱碘酶进行外环脱碘形成 T_3 外，还有 55% 左右的 T_4 在内环 5-脱碘形成 rT_3。rT_3 无生物活性，主要由 T_4 脱碘而来。血清中绝大多数 rT_3 与 TBG 结合。在通常情况下，rT_3 的浓度与 TT_3 和 TT_4 的变化平行，但有时也可出现所谓的"分离现象"，即 TT_3 和 TT_4 水平降低而 rT_3 水平升高。

（5）血清促甲状腺激素（TSH）的测定 对甲状腺疾病的诊断来说，TSH 是一项敏感的检测指标。对其进行测定已成为目前临床上最常用和最有意义的检测项目之一。由于测定技术的不断进步，其敏感性和特异性均已明显提高。目前绝大多数医疗机构采用超敏 TSH 的测定方法来评估 TSH。当甲状腺功能改变时，TSH 的合成、分泌及血清中浓度的变化较其他甲状腺激素指标更迅速且更显著。例如，中度甲亢患者，血清中 TT_3、TT_4 的升高达正常的 1 ～ 2 倍，FT_3 和 FT_4 的升高往往在 1 倍以内，相反，血清中 TSH 可下降至十分之一，甚至百分之一或测不出来。亚临床甲亢患者 T_3、T_4 变化不大，而血清中 TSH 的水平已有显著下降。又如，甲减患者的 TSH 水平升高也比 T_3、T_4 水平的降低要明显得多。

以上项目为判断甲状腺功能的最常用指标。现在，大多数实验室采用化学发光法进行检测，这种方法的结果相对稳定和可信。在临床上，通常同时进行多项甲状腺功能指标的检测，并在分析结果时综合考虑各项指标，结合患者的临床特征进行全面分析和判断。另外，需要注意的是，不同医疗机构所采用的甲状腺功能检测方法和试剂盒选择可能存在差异，因此各个指标的正常参考值范围和计量单位也可能有所不同。

35. 检测甲状腺功能时应注意什么？

临床上需要检测甲状腺功能的患者很多，甲状腺功能检测是通过评估血液中甲状腺相关的各种指标来反映患者甲状腺功能的状态。该检测需要采取患者血液分离血清进行检测。单独进行甲状腺功能检测不需要空腹，进食不会对甲状腺功能检测值存在显著的影响，通常上下午均可进行检测，患者可直接采血进行评估。但是，如果同时还需要进行其他血液检查，可晨起空腹与其他血液检查项目同时进行检测。

值得注意的是，如果需要正确地评估患者甲状腺功能，在采血前的1周应当避免进食大量的含碘食物，例如海藻类、虾皮、紫菜、海带等，避免补充碘剂，避免近期使用含碘造影剂进行相关的影像学检查。患者在医师指导下服用的相关药品，如甲减患者服用的左甲状腺素、甲亢患者服用的抗甲状腺药物，可以继续服用，无须停药。

36. 血清 TT_3 和 TT_4 测定有什么意义？

（1）血清总 T_4（TT_4）测定　导致 TT_4 升高的原因主要有：①甲亢。②高甲状腺素结合球蛋白血症：凡是能够引起甲状腺素结合球蛋白升高的因素均可使 TT_4 升高，这些因素主要有妊娠、应用雌激素、淋巴瘤、血卟啉病、遗传性甲状腺素结合球蛋白增多症等。③家族性异常白蛋白血症：此为一种常染色体显性遗传性疾病，血中白蛋白升高而分子结构异常。④药物：有些药物可使 TT_4 升高，如胺碘酮、含碘造影剂、β 受体阻滞剂、海洛因等。⑤甲状腺激素抵抗综合征。

导致 TT_4 降低的原因主要有以下几种。①甲减：TT_4 和 TT_3 均下降，一般以 TT_4 下降更明显。一般来说，用 TT_4 来诊断甲减较 TT_3 更敏感。②碘缺乏性甲状腺肿：可见 TT_4 下降或为 TT_4 的正常低值，而 TT_3 正常。③低甲状腺素结合球蛋白血症：血中甲状腺素结合球蛋白下降可继发 TT_4 的降低。引起甲状腺素结合球蛋白下降的原因主要有肾病综合征、肝功能衰竭、遗传性甲状腺素结合球蛋白缺乏症、应用糖皮质激素、雄激素、生长激素等。④药物：如二硝基苯酚、保泰松、硫氰酸盐、肝素钠等药物或化合物可竞争性结合血中甲状腺素结合球蛋白，使 TT_4 下降；另一些药物如苯妥英钠、水杨酸类、氯贝丁酯（安妥明）等可抑制甲状腺素结合球蛋白合成从而导致血中甲状腺素结合球蛋白下降。分析 TT_4 结果时，要特别注意血清中甲状腺素结合球蛋白浓度变化的影响。

（2）血清总 T_3（TT_3）测定　导致 TT_3 升高的常见原因有以下几种。①甲亢：甲亢患者的血中 TT_3 升高较 TT_4 明显。②高甲状腺素结合球蛋白血症：与 TT_4 一样，TT_3 亦受甲状腺素结合球蛋白的影响，随血液中甲状腺素结合球蛋白升高而增加，但影响程度不及 TT_4。

导致 TT_3 下降的常见原因有：①甲减。②全身性疾患或慢性病变常可导致 TT_3 下降，多见于慢性肾衰竭、慢性心力衰竭、糖尿病、心肌梗死、肺心病等患者。

37. 血清 FT_3 和 FT_4 测定有什么意义？

（1）导致游离 T_3（FT_3）和游离 T_4（FT_4）升高的主要原因有以下几种。①甲亢：FT_3 和 FT_4 目前是诊断甲亢的主要指标。②低 T_3 综合征：由于 5'-脱碘酶受抑制，T_4 的外周组织脱碘作用障碍，可使 FT_3 降低，FT_4 升高。③甲状腺激素抵抗综合征：FT_3 和 FT_4 均明显升高，但无甲亢表现。④某些药物：如胺碘酮、肝素钠等可使 FT_4 升高。

（2）导致 FT_3 和 FT_4 下降的主要原因有以下几种。①甲减：一般两者均下降，甲减初期多以 FT_4 下降为主。②低 T_3 综合征：可仅有 FT_3 下降。③药物：抗甲状腺药物可使 FT_3 和 FT_4 下降，呈现治疗作用。此外，有些药物，如苯妥英钠、多巴胺或糖皮质激素等，也可使 FT_3 和 FT_4 降低。

38. 什么是促甲状腺激素（TSH）？

促甲状腺激素（TSH）是垂体分泌的一种激素，其生理作用是促进甲状腺的生长、促进甲状腺激素的合成和分泌。

TSH 的测定是目前临床上诊断甲状腺疾病最常用的检测项目，也是评价甲状腺功能最敏感的指标。由于测定技术的不断进步，其敏感度和特异性均已明显提高。当甲状腺功能改变时，TSH 的变化较 TT_3、TT_4、FT_3、FT_4 或反式 T_3（rT_3）等指标更迅速且更显著。下丘脑—垂体—甲状腺轴功能正常且未受到干扰时，血清 TSH 和 FT_4 的对数呈线性反比关系，FT_4 微小变化会导致血清 TSH 浓度巨大变化。血清 TSH 比 FT_4 更敏感，是甲亢（除促甲状腺激素瘤和甲状腺激素抵抗综合征以外）和甲减的一线初筛指标，对亚临床甲亢和亚临床甲减的诊断具有重要意义。

由于检测方法、试剂盒的不同，TSH 的正常参考范围在不同医疗机构略有差异。TSH检测可受多种因素的影响，如嗜异性抗体、高剂量生物素及糖皮质激素、多巴胺、贝沙罗汀、溴隐亭、生长抑素类似物等药物治疗，故临床上必须注意影响 TSH 测定的相关因素。临床情况是复杂的，不论 TSH 的测定灵敏度多高，都必须结合临床表现和其他甲状腺功能检查来诊断、监测和评估甲状腺功能。

39. 什么是反式 T_3（rT_3）？

血清中测得的反式 T_3（rT_3）主要（95%～98%）由 T_4 脱碘而来。rT_3 无生物

活性。血清中 98% 的 rT_3 与 TBG 结合，故凡是能够影响 TBG 水平的因素均可影响 rT_3 的浓度。

一般情况下，rT_3 的浓度与 TT_3 和 TT_4 的变化平行，但有时也会出现所谓的"分离现象"。在重症营养不良或某些全身性疾病时，rT_3 也可明显升高，而 TT_3 则明显降低（低 T_3 综合征）。在这种情况下，为了鉴别甲状腺功能减退症与低 T_3 综合征，常需要进行 rT_3 的检测。

40. 什么是甲状腺球蛋白（Tg）？

甲状腺球蛋白（Tg）是甲状腺中的一种碘化糖蛋白，是体内碘在甲状腺腺体中的贮存形式。在正常情况下，血清中的 Tg 水平由甲状腺体积的大小、TSH 受体被兴奋的程度及甲状腺分泌 Tg 的量决定，与 T_3、T_4 存在一定的平行关系。甲亢时，血中 T_3、T_4 水平升高，血中 Tg 水平亦相应增加。相反，甲减时，血中 T_3、T_4 下降，血中 Tg 亦随之降低。然而，这种升降均不明显，亦无重要的临床意义。

凡遇有甲状腺损伤时，如急性、亚急性或某些慢性甲状腺炎、放射碘治疗等，甲状腺滤泡的破坏程度可从血液中 Tg 水平上反映出来，因为损伤越重，释放的 Tg 进入血液循环的量也就越多。因甲状腺癌或其他甲状腺病变行甲状腺全切除的患者，术后的血清 Tg 应明显降低，甚至降至零。如果甲状腺癌患者术后从血清中检测出一定浓度的 Tg，表明起源于甲状腺滤泡细胞的恶性肿瘤已有甲状腺外转移。因此，血清 Tg 是监测甲状腺癌术后复发或转移的指标，如果 Tg 持续升高，提示存在肿瘤复发或转移的可能性。但血清 Tg 测不出，不等于可完全排除肿瘤复发或转移。

在下一个问题中，会出现甲状腺球蛋白抗体（TgAb），千万不要与 Tg 相混淆，两者的检测目的、临床意义均不相同。

41. 甲状腺的自身抗体是什么？

在进行甲状腺功能检查时，经常还会同时进行甲状腺自身抗体的测定，两者并不是相同的检查。甲状腺功能测定的目的是评价机体甲状腺的功能状态（功能正常、甲亢还是甲减），而甲状腺自身抗体的测定则主要为了鉴别病因。

甲状腺自身抗体是甲状腺损害（炎症、手术、放疗、药物治疗等）后的继发性免疫反应标志物。甲状腺组织成分的抗原性较强，可作为自身抗原的甲状腺组织成分主要有促甲状腺激素（TSH）受体、甲状腺球蛋白（Tg）、甲状腺过氧化物酶（TPO）等。因此，常见的甲状腺自身抗体为促甲状腺激素受体抗体（TRAb）、甲状腺球蛋白抗体（TgAb）、甲状腺过氧化物酶抗体（TPOAb）等，是反映甲状腺自身免疫的重要指标。

42. 甲状腺球蛋白抗体和甲状腺过氧化物酶抗体阳性的意义是什么?

甲状腺球蛋白抗体（TgAb）和甲状腺过氧化物酶抗体（TPOAb）是自身免疫性甲状腺炎的重要诊断指标，这两种自身抗体的持续存在是自身免疫性甲状腺炎的标志，也是使疾病呈慢性特征的关键因素，其血液中浓度与甲状腺内的慢性迁延性炎症性病变的关系十分密切。因此，采用 TgAb 和 TPOAb 测定可间接了解甲状腺的自身免疫病变的性质和程度。在自身免疫性甲状腺炎（如桥本甲状腺炎）的患者中，两种抗体的滴度很高，阳性率几乎达 90%。

值得注意的是，在健康人群中，TgAb 和 TPOAb 的检出率为 5%～27%，女性的阳性率为男性的 5 倍。其他非特异性甲状腺损伤（如亚急性甲状腺炎）也可伴有一过性 TgAb 和 TPOAb 阳性。因此，TgAb 和 TPOAb 阳性并不一定代表患有自身免疫性甲状腺炎。

43. 促甲状腺激素受体抗体（TRAb）检测的意义是什么?

促甲状腺激素受体抗体（TRAb）包括促甲状腺激素受体刺激性抗体（TSAb）和促甲状腺激素受体刺激阻断性抗体（TSBAb）。TSAb 可与 TSH 受体结合，发挥 TSH 类似的刺激作用，可刺激甲状腺滤泡上皮细胞生长，导致甲状腺肿大，还可促进甲状腺激素合成和分泌，引起甲状腺毒症。TSBAb 仅存在于部分患者体内，可阻断 TSH 与 TSH 受体结合，从而导致甲状腺萎缩、原发性甲减。

TRAb 检测是目前大多数医疗机构所采用的方法，可间接反映 TSAb 水平，是 Graves 病最重要的标志物。在临床上，TRAb 测定的临床意义可归纳为下列几点：① TRAb 对于甲状腺毒症的病因诊断具有重要意义，TRAb 阳性往往提示甲状腺毒症的病因为 Graves 病所致的甲亢；② TRAb 对 Graves 病患者抗甲状腺药物治疗后停药和预测甲亢复发有重要参考价值，患者 TRAb 阴性、甲状腺体积较小、维持治疗的所需药物剂量较低，常提示停药后不易复发，但仅 TRAb 阴性不能够作为不复发或停药的依据；③ TRAb 可通过胎盘进入胎儿体内，故妊娠期 Graves 病患者的 TRAb 测定有助于评估胎儿和新生儿甲亢的发生风险；④ TRAb 可激活眼眶成纤维细胞和前脂肪细胞表面的 TSH 受体，可导致透明质酸合成和脂肪生成增多，从而引起甲状腺相关眼病的发生和发展，故 TRAb 检测有助于甲状腺相关眼病（尤其是甲状腺功能正常者）的诊断和鉴别诊断。

44. 尿碘检查有什么意义? 做尿碘检查时需注意什么?

尿碘是反映人体碘营养状态的一个重要指标，也是评价碘缺乏危害和干预措施效果的重要指标。正常人体内含有碘 15～20mg，大部分存在于甲状腺内。人体通过摄食、饮水、空气吸入等方式摄入的碘，80%～90% 由肾脏排出，少部分是由粪便排出。碘的营养状态可以通过检测尿碘的排泄量进行评估。在人体碘平衡的情况下，尿碘的排泄量近似于碘摄入量。

尿碘是指尿液中的含碘量。包括两方面的内涵：一是单位容积内尿液中的含碘量，即尿碘质量浓度；二是一定容量的尿量中含碘量，即尿总含碘量。尿碘测量一般是指尿碘质量浓度。检测尿碘时，患者应当注意一段时间内饮食的相对固定。因为每日的碘主要依靠食物摄入，从食物摄入的碘占总摄取量的 80%～90%，其中 59% 来自植物性食物（粮食、蔬菜），33% 来自动物性食物（鱼、肉、蛋等副食品）。由水摄入的碘约占总摄入量的 4%，但居住在沿海地区的人群可能会高些。另外，如果需要检测 24 小时尿碘，患者应当注意留取 24 小时内的所有尿液，混匀并且进行准确计量，取少量标本进行送检，使用尿液体积和尿碘浓度进行计算。所有尿液标本需要注意避免其他杂质污染而影响检测结果。

尿碘减低见于地方性甲状腺肿、地方性克汀病（地方性呆小病）、甲状腺功能减退症等。尿碘增高见于高碘性地方性甲状腺肿、甲状腺功能亢进症、甲状腺炎以及服用碘剂（如长期服用胺碘酮等）过量者。

值得注意的是，尿碘测定对于评估某一时间段某个地区总体人群的碘营养状态更有意义。对于个体来讲，由于受到的影响因素较多，并不能够完全反映机体的碘营养状态。很多患者总是询问是否需要进行尿碘检查，其实只要正常饮食，不过度摄入大量海产品，也不严格限碘，个体的碘营养状态多数是合适的。

45. 甲状腺摄碘率是什么？有何意义？

甲状腺摄碘率（吸碘率）是核医学科常用的一种检查方法。甲状腺具有高度浓聚碘的能力。碘进入体内后，大部分被甲状腺摄取，用于甲状腺激素的合成。极小部分存在于血液和组织中的碘化物，参与机体代谢的其他过程。因此，使用放射性同位素 ^{131} 碘（^{131}I）作为示踪物，测定碘在甲状腺中的移动速度和数量，可间接评价甲状腺的功能状态，特别是能够反映甲状腺对无机碘的浓聚能力。常用方法是口服 ^{131}I 后，用盖革（Geiger）计数管或闪烁计数管测定甲状腺部位的计数率，从而计算出摄碘率。

甲状腺摄碘率常用来鉴别甲亢、甲减的不同病因。Graves 病时甲状腺摄碘率常升高且高峰前移。如果用其他检查方法已确诊为甲状腺毒症，但摄碘却降低，这可能是桥本甲状腺炎、亚急性甲状腺炎、碘甲亢或服用外源性甲状腺激素制剂引起的甲状腺毒症。原发性甲减患者的摄碘率特点是曲线上升速度缓慢，数值小，各时间点的摄取率均低于正常。

分析摄碘率结果时，还要考虑到受检者的疾病情况。许多疾病可影响摄碘率，如肾病综合征、应激状态、吸收不良综合征、腹泻等可使之降低。

46. 影响甲状腺摄碘率的因素有哪些？

影响甲状腺摄碘率的因素较多，一些食物和药物可影响甲状腺组织摄取碘，从而影响摄碘率的判断。一切含碘量较高的食物或药物均可影响甲状腺摄碘率。常见的含碘量高的食物有：海带、紫菜、海藻类、虾皮、海蜇等。常见的含碘药物有胺碘酮、复方碘溶液、碘酊、络合碘、含碘造影剂等。常见的含碘中药有：贝母、牛蒡子、木通、常山、夏枯草、黄药子、党参、连翘、玄参、白头翁、海藻、昆布、鳖甲等。此外，需要注意一些药物虽然不含碘，也不属甲状腺激素制剂，但可通过干扰甲状腺激素合成的不同环节从而影响摄碘率。例如，泼尼松、利血平、保泰松、对氨基水杨酸等药物可使摄碘率降低，而长期应用女性避孕药则可使之升高。

进行摄碘率检查之前，患者应该主动告知医生近期的饮食和服药情况，尽可能排除上述干扰因素的影响，必要时暂缓摄碘率检查。

47. 甲状腺摄碘率检查前应注意什么？有何禁忌？

由于甲状腺摄碘率检查所用放射性活度相对较低，故近期内已接受过其他放射性同位素检查者应该暂缓此检查。此外，^{131}I可通过胎盘屏障进入胎儿血液循环，也可由乳汁分泌。因此，妊娠期患者禁用此项检查。哺乳期患者如果需进行甲状腺摄碘率检查，建议中断哺乳。

检测前停用一切含碘量较高的食物或药物，停用可能干扰甲状腺激素合成的药物（详见本章问题46）。值得注意的是，如果需停用相关药物，请咨询相关的专业医师，以避免影响现有疾病的诊疗。

48. 什么是基础代谢率？常用的计算方法有哪些？

基础代谢率（BMR）是指机体在清醒、安静状态下，不存在肌肉活动、环境温度变化、进食、神经紧张等影响因素时的代谢率（每小时每平方米体表面积所产生的热量），即机体处于基础状态下的代谢速率。

基础代谢率测算可使用相关的仪器进行，但大多数相关的仪器都比较昂贵，且操作比较复杂。因此，临床上常使用简易的计算方法来估算基础代谢率。

测量患者起床前的脉搏和脉压（收缩压与舒张压之差），使用下列公式来计算基础代谢率。①Gale法：基础代谢率（%）=（脉率+脉压）-111。②Reed法：基础代谢率（%）=0.75×（脉率+脉压×0.74）-72。③Kosa法：基础代谢率（%）=1.28×（脉率+脉压）-116。

临床上一般认为BMR±15%为正常范围。BMR升高多见于甲亢、嗜铬细胞瘤、皮质醇增多症、贫血、发热等。BMR降低多见于甲减、营养不良、严重水肿、肾上腺皮质功能减退症、垂体功能减退症等。BMR估算或测量的误差大、费时，有时与临床诊断的符合率很低。由于甲状腺激素测定技术的飞速发展，故 BMR 的公式估算法和仪器测量法均逐渐较少在常规临床实践中使用。

49. 什么是 T_3 抑制试验？有什么临床意义？

正常人服用外源性 T_3 后，血液中 T_3 浓度明显升高，强烈抑制垂体 TSH 细胞，导致 TSH 分泌减少，使甲状腺的摄碘率下降（TSH 被抑制，抑制试验阳性）。

在疾病状态下，如 Graves 病患者的 T_3、T_4 过度分泌不是通过 TSH 刺激所致的，给予外源性 T_3（碘塞罗宁）后，并不影响甲状腺的摄碘率，故呈阴性结果（不被抑制）。结节性甲状腺肿伴甲亢、毒性甲状腺腺瘤（自主性高功能性甲状腺腺瘤）患者，由于基础 T_3、T_4 分泌已增多，TSH 分泌处于被抑制状态，应用外源性 T_3 已无法进一步抑制 TSH 分泌作用，故呈阴性结果。垂体 TSH 瘤导致的甲亢，因为肿瘤自主分泌 TSH，不受外源性 T_3 的调节，故呈阴性结果。甲状腺激素抵抗综合征患者，应用外源性 T_3 后，可以抑制 TSH 分泌，故呈阳性结果。

由于国内 T_3 制剂获得困难，并且使用大量甲状腺激素可恶化某些疾病的病情，故此项检查目前较少开展。

50. 促甲状腺激素释放激素（TRH）兴奋试验有什么意义？

下丘脑分泌的促甲状腺激素释放激素（TRH）可促进垂体 TSH 的合成和释放。在正常情况下，注射 TRH 后 20 分钟，血液中 TSH 水平升高，其升高程度可反映垂体 TSH 细胞储备功能及其对 TRH 的敏感性。TRH 兴奋试验无反应者，提示 TSH 细胞功能不足或细胞量减少。反应延迟者，提示下丘脑病变导致 TRH 分泌减少，TSH 细胞长期得不到 TRH 的足够刺激，故在使用 TRH 开始，反应迟钝，但继之又有正常或高于正常的兴奋反应。

该试验可了解垂体 TSH 分泌的储备功能，有助于中枢性甲减（垂体性甲减与下丘脑性甲减）的鉴别诊断，还可协助甲亢的病因诊断。Graves 病患者，由于高浓度的 T_3、T_4 对 TSH 细胞的强烈和持久抑制，故注射 TRH 后不能够兴奋垂体 TSH 细胞，TSH 无升高反应。垂体 TSH 瘤所致的甲亢患者，基础 TSH 水平升高，但对注射 TRH 大多无升高反应。甲状腺激素抵抗综合征患者，虽然基础 TSH 同样也升高，但对注射 TRH 通常有升高反应。

由于国内 TRH 制剂难以获得，故目前已较少采用 TRH 兴奋试验来确诊甲亢病因或作为停药后复发可能性的预测指标。然而，本试验对于了解垂体 TSH 细胞储备功能仍不失为一种安全可靠的诊断方法。

51. 为什么医生常常给甲状腺疾病的患者检查血脂？

甲状腺激素具有调节全身能量和营养物质代谢的能力，同时也能促进脂肪的分解和氧化。当甲状腺激素水平升高时，会加速胆固醇的合成、转化和排出，通常导致血液中总胆固醇水平降低。

　　各种不同的甲状腺疾病，患者血脂常呈现不同的变化。例如，甲状腺功能亢进症的时候，胆固醇代谢加速，可以出现胆固醇水平降低，而甲状腺功能减退症时，则可见胆固醇水平升高。甲状腺功能变化可以导致多种血脂的变化，因此，通过检查血脂结果可以帮助医生更好地评估患者的甲状腺功能状态。如果血脂结果与甲状腺功能出现矛盾，例如甲状腺功能亢进症患者的胆固醇升高或甲状腺功能减退症患者的胆固醇降低，医生应进一步寻找其他可能导致这些问题的原因。

　　此外，众所周知，异常脂质代谢（尤其是高胆固醇血症）是增加患者心脑血管疾病风险的重要因素。因此，在治疗甲状腺疾病时，医生不应只关注病源本身，还应积极纠正患者的异常脂质代谢，而不能只是"头疼医头，脚痛医脚"。

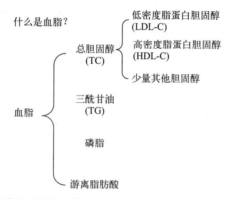

医生检查血脂时主要检查项目：TC、LDL-C、HDL-C和TG

52. 甲状腺影像学检查包括哪些内容？

　　用于甲状腺疾病诊断的影像学检查主要有超声、放射性同位素检查和同位素扫描、计算机断层扫描（CT）、磁共振成像（MRI）等。临床医师应根据病情需要、病变特点及检查的主要目的，选用最适合的影像学检查。常用的各种影像学检查对甲状腺病变诊断的主要临床意义如下。

　　（1）甲状腺超声　又称为甲状腺B超或彩超，是最常用的甲状腺影像学检查，主要用于甲状腺体积测量，了解有无甲状腺结节，确定结节的数量、大小及分布，明确临床发现的"包块"（主要是下颌部和甲状腺两旁）是否与甲状腺有关，协助了解包块或结节的性质（如实性或囊性），以及在超声引导下进行甲状腺结节细针穿刺活检。

　　（2）放射性同位素检查和同位素扫描　主要用于甲状腺功能异常病因判断、甲状腺结节功能和良恶性判断、协助寻找异位甲状腺组织等。

　　（3）CT　主要用于了解甲状腺组织或结节的范围及其与周围组织的关系、

甲状腺术前确定手术范围、甲状腺癌术后追踪有无复发或转移。

（4）MRI　主要用于了解甲状腺及其与周围组织的关系，尤其是重点了解甲状腺毗邻组织的病变范围。

甲状腺疾病需要结合多种检验、检查共同判断患者疾病状态。在后面的章节中，我们还会根据不同的甲状腺疾病，对各种影像学检查进行详细介绍。

53. 甲状腺的形态学检查包括什么？

甲状腺的形态学检查，其实就是我们在体检或者就诊时，医生进行的一种查体检查，主要包括甲状腺视诊、触诊及听诊。

正常人的甲状腺不可被触摸到，也不可被看到，如果在体检时能够触摸到或者看到甲状腺，一般即认为可能存在甲状腺肿大。为了便于判断病情，一般可将甲状腺肿大分为三度。Ⅰ度肿大：凭肉眼不能确定有甲状腺肿大，吞咽时可触及甲状腺肿大。Ⅱ度肿大：能够触及且能够肉眼看到甲状腺肿大，但肿大的甲状腺局限于胸锁乳突肌以内。Ⅲ度肿大：肿大的甲状腺超出同侧胸锁乳突肌外侧缘或使颈前区出现变形、不对称。但是，甲状腺肿大本身对于甲状腺功能评估的意义十分有限。必须强调的是，在任何情况下，对于任何病例均不能单纯用甲状腺肿大的程度来判断病情或病因。基于以上缘故，现在更注重用影像学方法（如甲状腺超声）来测量甲状腺的体积，或用长度×宽度×厚度（又称为头足径×左右径×前后径）来表示甲状腺的大小，并对其变化进行追踪观察。

甲状腺的触诊，是指医师用双手触摸甲状腺及其周围颈部组织。正常甲状腺触诊时一般不会摸到甲状腺，如果摸到也大多是柔软的甲状腺组织，患者没有自觉不适感。异常的甲状腺触诊时会有质地的硬或者韧，甲状腺可触及结节，有可能会有疼痛感，这些都是各种不同甲状腺疾病的表现，需要医师进行具体的鉴别或进一步的检查。颈部淋巴结的触诊同样也是甲状腺触诊的一部分，在通常情况下，不会触及颈部淋巴结，或者触及的淋巴结较小、柔软、表面光滑、与周围组

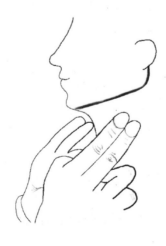

织分界清楚、活动度比较好、没有压痛，如果出现异常，提示颈部或甲状腺有病变，需要进一步检查或治疗。

甲状腺的听诊，是指医师使用听诊器听取甲状腺局部血流杂音，正常甲状腺听诊无血流杂音。在甲亢时，由于甲状腺增大，血流速度增加，可在甲状腺局部听到连续的静脉嗡鸣声或收缩期的动脉杂音。

54. 什么是甲状腺细针穿刺细胞学检查？

甲状腺细针穿刺细胞学检查（fine needle aspiration，FNA），是甲状腺结节在治疗前获取病理诊断的重要手段，穿刺取材的质量和数量直接影响病理诊断结果的敏感性和准确性。甲状腺 FNA 检查使用一根很细的穿刺针，利用连接的注射器多次抽吸产生负压吸取局部组织的细胞，制作成细胞涂片，病理科医师在显微镜下，对于局部病变进行细胞学诊断。

甲状腺 FNA 检查的优点是：①方法简便易行；②罕有并发症，一般无针道转移或癌瘤种植担忧；③对乳头状癌、未分化癌及髓样癌有重要的诊断价值。甲状腺 FNA 检查的缺点是：①穿刺针道过粗时，易致出血；②无法取到滤泡壁或肿瘤被膜、血管及淋巴管组织，对肿瘤的分期和转移情况缺乏诊断意义；③存在一定的漏诊率。由于以上缺点，人们在 FNA 标本单纯形态学诊断的基础上，发展了免疫组化方法来协助鉴别，提高确诊率，减少误诊和漏诊。在本书第六章中，将对甲状腺结节穿刺活检进行详细的介绍。

55. 为什么有时会给甲状腺疾病的患者拍胸部 X 线片？

胸部 X 线检查（胸片）并不是甲状腺疾病的常用检查，更多时候是患者体检或者在其他科室就诊，进行胸片检查，发现颈部包块或者气管向一侧偏曲，从而来到内分泌科，进一步明确有无甲状腺疾病的。

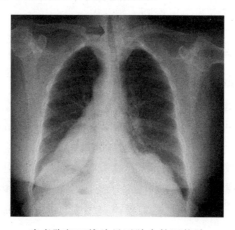

患者胸部 X 线片显示肿大的甲状腺

但是，在特定情况下，我们也会给甲状腺疾病患者进行胸片检查。有时甲状腺或甲状腺结节生长体积较大，甚至会生长到患者的胸骨后，对气管、食管及纵隔组织造成压迫。为了明确甲状腺的大小、位置及其对于周围组织的压迫，尤其是判断气管是否被挤压而产生变形，就需要进行胸片检查。

56. 甲状腺超声检查的意义何在？

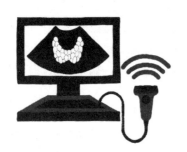

甲状腺的影像学检查中，最为简便的是甲状腺超声检查，也就是患者口中经常说的"彩超"。因为甲状腺是一个浅表的器官，超声检查对其能够达到较好的分辨率，可以对大多数甲状腺疾病的诊断和鉴别诊断提供较好的影像学支持，同时超声检查本身具有无辐射、无创伤、可多次重复、操作简便、出报告及时、性价比高等一系列优点。此外，超声检查还可动态观察各切面和各层次的变化，并且可作为甲状腺粗针穿刺或细针穿刺活检的引导。

57. 甲状腺超声检查的局限性有哪些？

甲状腺超声检查有其独特的优势，但不可避免地具有一定的局限性。虽然超声能够发现甲状腺结节，正确提示结节的物理性质，但超声不能鉴别甲状腺内结节的病因。直径 < 0.5cm 的小结节易被漏诊。如果结节过大，失去甲状腺的正常形态和颈部的正常解剖结构，此时超声就比较难以判断是甲状腺结节还是甲状腺外的结节。超声检查对于操作者的经验和技能确实有很大的依赖性。不同年资、不同级别的超声医师可能对同一病变做出不同结论。

因此，甲状腺超声必须与甲状腺功能检查、其他影像学检查、细针穿刺活检等结合，从而对甲状腺病变做出诊断。

58. 常见甲状腺疾病的超声检查特点有哪些？

甲状腺超声检查可提供甲状腺大小、血供、腺体回声、甲状腺结节等信息。

（1）正常甲状腺超声　甲状腺边界清楚，包膜完整，左右两叶的轮廓清晰；甲状腺呈中等回声，回声均匀，无明显结节；气管居峡部后方中央。

（2）甲状腺功能亢进症　甲状腺呈弥漫性、对称性、均匀性增大，边缘多规则，回声多呈密集、增强光点。甲状腺肿大特别明显时，可出现周围组织受压和血管移位表现。多普勒彩色血流显像提示患者甲状腺腺体内血流呈弥漫性分布，血流量大，速度增快。Graves 病患者超声典型表现为"火海征"。

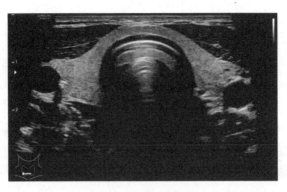

正常甲状腺的超声表现

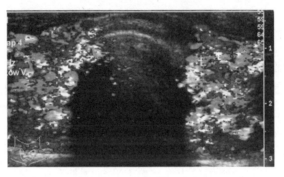

甲状腺功能亢进症的"火海征"

（3）甲状腺功能减退症 多无特殊影像学特征，可以表现为甲状腺回声不均匀等甲状腺炎症的表现，也可以表现为甲状腺体积缩小。

（4）桥本甲状腺炎 早期超声提示甲状腺弥漫性病变，实质回声不均匀。晚期可见甲状腺体积缩小，弥漫性纤维化条索，呈现甲状腺网格样改变。

（5）甲状腺结节（肿瘤） 甲状腺腺瘤常为圆形、边界清楚的实体性肿块；囊肿或结节（腺瘤）囊性变可显示囊内液性暗区；甲状腺癌则可呈边界不清、回声不均匀图像。

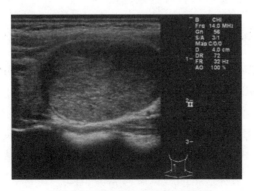

良性实性甲状腺结节的超声表现

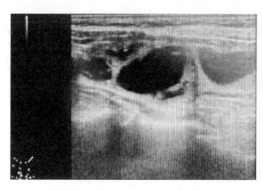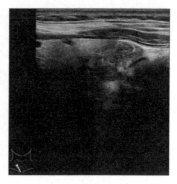

良性囊性甲状腺结节的超声表现　　　　　甲状腺癌的超声表现

59. 甲状腺超声显示甲状腺内钙化是什么意思？

　　许多患者在完成甲状腺超声后可能会看到报告中提到了"甲状腺钙化"这一描述，然后可能会上网搜索相关信息，发现很多人都说钙化不好，从而引发焦虑情绪。但实际上，钙化只是甲状腺超声的影像学描述，具体问题需要具体分析，不能仅依据一个指标来做出判断。

　　为什么甲状腺会有钙化呢？甲状腺组织由于生长不均匀，组织中血管和纤维组织增生，或者出现局部组织的出血，容易出现钙盐沉积而导致钙化。此外，钙化也可由于甲状腺组织本身分泌一些物质（如糖蛋白和黏多糖）所致。从钙化的形成原因来说，钙化不分良恶性，因为不论肿瘤还是正常组织，都有可能出现这一问题。甲状腺钙化既可发生于恶性结节，也可以发生于良性结节，但是恶性结节钙化的可能性相对高一些。

　　甲状腺超声中的钙化是诊断甲状腺癌的一个非特异性指标，并不是说超声提示甲状腺具有钙化的结节就一定是甲状腺癌，需要结合临床特征和甲状腺超声的其他指标，由专业医师进行判断，具体问题具体分析。在本书第六章中，将对甲状腺钙化是否提示甲状腺癌进行详细阐述。

60. 什么是甲状腺同位素显像？做同位素显像安全吗？

　　因为甲状腺是浓聚和加工碘的器官，所以我们可以用含碘或者类似碘的同位素来进行甲状腺的显像。甲状腺同位素显像是用同位素扫描、闪烁照相或 γ 照相等技术，显示甲状腺的位置、形态、腺体内病变及放射性分布的一项特殊检查方法。

　　具体方法是给患者口服 ^{131}I 或 ^{99m} 锝（^{99m}Tc）后一定时间，用扫描机或 γ-闪烁照相机使甲状腺显像，得到甲状腺同位素扫描图像。正常扫描图像中正面图形呈蝴蝶状，分左、右两叶，中间与较薄的峡部相连，右半侧稍高于左半侧，右叶略大于左叶。甲状腺内的放射性分布均匀。

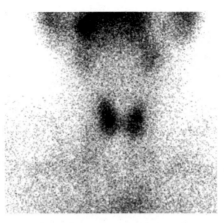

正常甲状腺组织的同位素显像

分析甲状腺显像图时要注意甲状腺的位置、形态、轮廓、大小、显影的密度、有无放射性缺损、浓集或结节等。如果发现有"结节"，首先要区别结节是否在腺体内，然后再将结节按以下要求和标准进行分类。①"热"结节：放射性密度高于正常，结节内的摄碘能力强。②"温"结节：密度和摄碘能力与正常相同或十分接近。③"冷"结节：显影明显减弱或缺如。

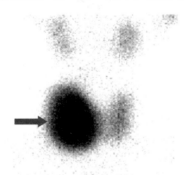 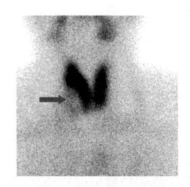

同位素显像提示"热"结节　　　　同位素显像提示"冷"结节

甲状腺的同位素显像检查需要使用放射性同位素进行相关评估，但是大家不必谈"核"色变，该类检查是相对比较安全的，检查所使用的放射性同位素种类及其剂量对于正常成年人是安全的。尽管如此，儿童、青少年、孕妇及哺乳期妇女，进行该类检查时存在禁忌，需要与临床医师和核医学科医师协商，分析利弊，共同决定是否需要进行检查。

61. 做甲状腺同位素显像的目的是什么？

甲状腺同位素显像广泛应用于甲状腺疾病的诊断和鉴别诊断中：

（1）甲状腺同位素显像检查是发现和诊断异位甲状腺（舌骨后甲状腺、胸骨后或纵隔内甲状腺、卵巢甲状腺等）的最佳方法。如果正常甲状腺部位无显影或显影太少，要注意寻找异位甲状腺组织，图中可见正常甲状腺区域未显像，但于舌根部可见一圆形放射性分布浓集区。

（2）确定甲状腺的大小和形态。

（3）用于放射碘治疗甲亢时甲状腺重量的估算，并可观察甲状腺术后甲状腺残留组织及其增生情况。

（4）甲状腺癌术前或术后，辅助寻找有功能性甲状腺癌的腺体内分布和腺体外转移情况（包括颈区、肺、骨骼等），并确定是否为甲状腺来源的肿瘤转移病灶。

（5）用于颈部肿块的鉴别诊断，确定肿块与甲状腺的关系。

（6）从结节的显像特征来判断结节的性质和病变。例如，"热"结节多见于自主性高功能性甲状腺腺瘤；先天性一叶甲状腺缺如时，另一侧因代偿而显像增强，但不形成结节；"冷"结节时，首先要排除甲状腺癌（无功能性癌）可能，如果结节（腺瘤）发生出血、囊性变、钙化、纤维化时，也经常可表现为"冷"结节。有时，亚急性甲状腺炎也可呈现散在性"冷"结节样图像。

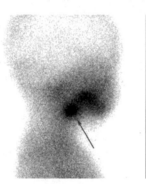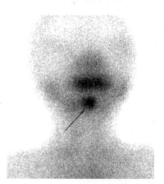

异位甲状腺的同位素显像

62. 甲状腺同位素显像检查的注意事项有哪些？

甲状腺同位素显像使用的原理是甲状腺对于摄入的碘具有浓聚作用，所以在检查前应避免摄入含碘过多的食物和药物，并且应停用对于甲状腺功能有影响的药物，例如临床上常用于治疗甲亢的甲巯咪唑或丙硫氧嘧啶等。需要注意的是，如果需停用药物，应咨询相关医师。

检查时患者需口服或注射显像剂，显像剂多为放射性同位素制剂，之后患者身体会向周围散射出少量的辐射，所以尽量减少与孕妇、婴幼儿的接触时间（相隔距离 1 ～ 2 米影响轻微），与成年人避免短距离长时间接触（短距离短时间接触影响不大）。患者口服或注射显像剂后 6 小时内，应多喝水、勤排尿。绝大多数放射性显像剂通常在数小时，最多 1 ～ 2 天，便可从身体内完全排出或衰变完毕，不会发生不良反应，因此也不必过分紧张。

63. 何时需要做甲状腺 CT 检查？注意事项有哪些？

甲状腺 CT 检查是甲状腺常见的影像学检查之一。如果临床需要测定甲状腺体积，了解甲状腺与周围组织的关系和病变范围时，一般首选甲状腺超声检查，但在诊断仍不明确，或怀疑有广泛浸润性病变等情况时，应考虑 CT 检查。如果高度怀疑有胸内甲状腺组织，或甲状腺癌累及胸腔纵隔时，CT 检查具有一定的优越性，此类疾病 CT 的确诊率可达到 90%。在 CT 图像上，能够清晰地显示甲状腺、气管、喉、食管等组织的位置及其相互关系。对于甲状腺结节（包括肿瘤）也有重要的诊断价值。

CT 的局限性在于对软组织分辨率较低，不适用于最大径 ≤ 5mm 结节及弥漫性病变合并结节的患者；无法对淋巴结内微转移及最大径 < 5mm 的淋巴结性质进行判断。对于甲状腺功能亢进症的患者、可能需要进行甲状腺同位素显像或者放射碘治疗的患者，CT 检查过程中应尽量避免使用含碘造影剂。

64. 甲状腺 MRI 检查与 CT 检查的区别是什么？

甲状腺 MRI 多用于确定甲状腺以外病变的范围，对于确定肿块与其周围血管的关系具有比 CT 或其他影像检查更重要的价值。对于确定区域淋巴结和甲状腺内、甲状腺外肿瘤的形态变化也有重要意义。如果临床要求得到甲状腺与周围软组织的整体关系，尤其欲了解甲状腺与血管的关系，或需要做甲状腺成像、患者对造影剂过敏时，应首先考虑 MRI 检查。当甲状腺肿瘤周围未被正常甲状腺组织包绕（如侵犯气管、食管等）时，首选 MRI 检查。MRI 对于了解病变范围以及病变与周围组织的关系，较甲状腺超声和 CT 具有更多的优越性。

MRI 的局限性在于通常适用于最大径 > 1cm 的结节检查；MRI 检查禁忌证较多，如病情危重、幽闭恐惧症及心脏起搏器植入的患者；对于钙化不敏感，影响对良恶性结节和淋巴结转移的判断；检查时间长，易受呼吸和吞咽动作的影响。

65. 甲状腺 MRI 检查前的注意事项有哪些？

甲状腺 MRI 虽然有很多优点和适用场景，但是也有不适用的场景，下列患者不能够进行 MRI 检查：①装有电、磁及机械有源植入物，不能够取出的，如装有心脏起搏器、神经刺激器、金属义齿的患者；②依靠电、磁或机械体外有源生命系统的患者；③体内存有动脉瘤夹或眼球内存有金属异物的患者；④病情危急，需立即抢救者、不能自主配合者、不能保持安静不动者；⑤有严重幽闭恐惧症者。

患者检查前后的准备包括：患者请勿穿戴任何有金属物的内衣（如胸罩），检查时除去钱包（硬币、磁卡）、项链、项圈、手链、手机、手表、钥匙、发卡、义齿、义眼、腰带等随身携带的各种金属物品；检查前，应保持心情平静，不要过分紧张，在做检查时尽量保持检查部位不动，以免影响图像质量；检查时请不要眨眼及做吞咽动作；检查中如果出现特殊不适，请及时呼救，以便检查间外的医护人员可以听到。

66. 什么叫甲状腺穿刺活检？何时需要做甲状腺穿刺活检？

甲状腺穿刺活检，是甲状腺结节良恶性鉴别中比较常见的一种检查方法，主要用于确诊甲状腺结节、鉴别肿瘤的良恶性，对于甲状腺超声显示为低回声的实质性结节、微钙化结节、结节内部血流紊乱、质地较硬结节或生长迅速的结节，临床上甲状腺结节良恶性鉴别不清时，甲状腺疾病性质判断不清时，都可以通过甲状腺穿刺活检来加以明确。甲状腺穿刺活检包括细针穿刺活检和粗针穿刺活检。

穿刺活检时，一般是局部消毒麻醉后，在超声引导下，医师将穿刺针引入将要穿刺部位，局部穿刺后，取出穿刺针中的细胞或组织条索，进行相关的病理学检查。相较于细针穿刺活检，甲状腺粗针穿刺活检取出的是相对完整的组织，更加有助于病理医师进行诊断。临床上如果怀疑甲状腺内非甲状腺来源的恶性肿瘤或者甲状腺内弥漫浸润性病变，粗针穿刺较细针穿刺更具有诊断价值和优势。

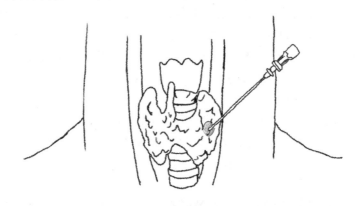

67. 甲状腺穿刺检查需要住院吗？甲状腺穿刺安全吗？

甲状腺穿刺活检，虽然是取出甲状腺内的细胞或组织条索，但本身所有的操作都是通过穿刺针进行，穿刺针的直径很细小，能够在穿刺过程中迅速取出标本。与此同时，甲状腺穿刺是在超声引导下进行的，术者可以直观地看到穿刺针附近的血管及相毗邻的重要组织器官和神经，最大限度地保证了穿刺的安全性，而且操作的时间很短，一般半小时之内就可以完成，术后患者可以自行压迫穿刺伤口。如果没有特殊不适，局部没有出血或血肿，观察半小时左右即可离院。因此，大多数甲状腺穿刺可在门诊进行，无须住院，如果患者合并特殊的躯体疾病，才需要入院完成这项检查。

甲状腺穿刺检查的安全性已经得到广大医护人员和患者的认可，出血、其他器官损伤等并发症，均为罕见。甲状腺穿刺，产生的针道极小，并且穿刺组织是在穿刺针的空腔中迅速带离甲状腺的，与周围组织是相对隔离的，所以不会导致针道的肿瘤转移。

68. 甲状腺穿刺检查时，患者应如何配合医生完成检查？

甲状腺穿刺前，患者首先按照医师要求完善穿刺检查前各项必要的化验，如血常规、凝血功能、甲状腺功能、甲状腺超声等，明确是否适合进行穿刺检查。

在进行甲状腺穿刺检查的当天，患者应当清洁颈部皮肤，保持心情稳定，按时到达穿刺检查室。仰卧于检查床上，并将颈部充分暴露出来。在甲状腺穿刺时，听从检查医师指示，保持体位稳定，遵从检查医师的口令，如屏住呼吸、不做吞咽动作。

在进行完甲状腺穿刺检查后，患者需要注意以下事项。①按压穿刺伤口：在穿刺后大约半小时内，需要轻轻按压局部穿刺伤口，以帮助止血和减少出血或血肿的发生。②待医师确认伤口：在医师确认穿刺伤口没有出血或血肿后，方可离院。③避免揉捏伤口：在离院后的一段时间内，请避免揉捏或触摸穿刺伤口，以防止出血或感染。④注意伤口防护：在穿刺后的头三天内，注意保持伤口清洁和干燥，请避免伤口沾水，以防止感染。

（王琛　谢超　田勍）

第三章

令人困惑的甲状腺功能亢进症

69. 什么是甲亢?

甲亢,是甲状腺功能亢进症的简称,是一种常见的内分泌疾病。根据不同的发病原因,甲亢可以分为多种病因类型。这些不同的病因类型都可以引起相同的结果,也就是甲状腺合成和(或)释放甲状腺激素的功能过度增强,使得人体血液循环中的甲状腺激素水平超过了正常的生理需要,对全身多个系统和器官产生影响,从而造成一系列的症状。因此,我们通常所说的甲亢就是这一类包含了多种多样症状的甲状腺疾病,并且还可能引起甲状腺之外的其他器官的功能异常。

甲亢的患病率受到年龄、性别、种族、甲状腺功能检测指标和检测方法、诊断标准、碘营养状态等多种因素的影响。来自 31 个省 / 直辖市 / 自治区的调查结果显示,临床甲亢患病率为 0.78%、亚临床甲亢患病率为 0.44%,Graves 病患病率为 0.53%。临床甲亢和 Graves 病多见于女性,患病年龄高峰在 30 ~ 60 岁,60 岁后患病率显著降低。Graves 病发病率为(15 ~ 30)/10 万人年(即每 10 万人每年有 15 ~ 30 人发病)。

70. 甲亢的常见症状有哪些?

甲状腺激素是一种能够加速新陈代谢、使人体多个系统和器官兴奋性增高的物质,因此甲亢常见的症状多种多样,涉及代谢系统、交感神经系统、心血管系统、消化系统、下肢皮肤、眼睛等全身多个系统和器官。

代谢系统的亢进使人容易饥饿、进食量增多;虽然进食量增多,但人体能量消耗增加更为明显,于是患者往往出现体重减轻;人体消耗能量和产热增多,会出现怕热、多汗等症状。

交感神经兴奋性增高使人对周围事物敏感,容易出现情绪波动、焦虑、烦躁、易怒、注意力不集中;也可能出现记忆力下降,多言好动,紧张失眠;但需要注意的是,老年人也可以出现另一个极端的表现,就是表情淡漠、抑郁等"不兴奋"的症状;神经系统还可以有一个明显的症状是双手震颤和肢体无力,尤其是双手伸平时有快速细微的颤抖表现。

甲亢可以引起心血管系统功能紊乱,出现心悸、心跳加快、收缩压升高、舒张压降低,脉压(收缩压与舒张压之差)增大;严重的患者甚至可以发生甲亢性心脏病,引起心脏扩大、心律失常、心力衰竭,甚至死亡。

对于消化系统,甲状腺激素可使营养物质消耗和代谢加快,除了易饥饿、多食、体重减轻外,胃肠道活动也增强,出现大便次数增多,大便稀薄,甚至腹泻;严重者还可以发生肝功能损伤,出现转氨酶升高。

甲状腺肿大,下肢胫骨前皮肤出现黏液性水肿,眼睑水肿、眼睛怕光、流泪、疼痛甚至眼球突出,也是甲亢较常见的症状和体征。女性甲亢患者还可以出现月经稀少、闭经等症状。

71. 出现哪些症状时要考虑甲亢？

甲亢发病往往比较隐匿，很多患者都是症状比较明显时才到医院就诊，发现自己得了甲亢。因此，如果能够早期发现身体异常表现，会得到更及时的诊治。

当出现明显的易饥饿、进食多、大便次数增加、体重减轻、心悸、紧张、手抖、怕热、多汗等症状时，需要考虑是否得了甲亢，尤其是多种症状同时出现时，患有甲亢的可能性更大。也有少数患者只是因为出现突眼、复视、眼球疼痛等眼部症状到眼科进行检查才发现是甲亢。还有患者因为自己觉得颈部增粗（甲状腺肿大）去医院就诊进而发现甲亢。甲亢的症状多种多样，涉及全身多个系统，当出现如上所述症状又没有找到明确病因时，建议筛查甲状腺功能以判断是否为甲亢所引起。

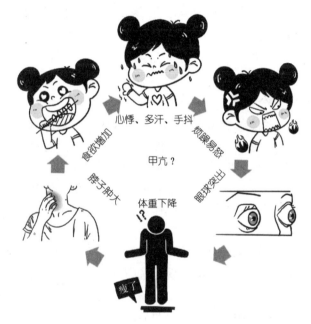

72. 围绝经期妇女情绪问题与甲亢怎么区别？

众所周知，女性在围绝经期容易出现情绪波动，易激惹、发火，还会有烦躁、焦虑等，有时又会沮丧和悲观，甚至出现抑郁症的风险也明显增加，这主要是由卵巢功能减退、性激素减少或缺乏所致。甲亢患者则因交感神经兴奋，表现为对周围事物敏感，易激动、急躁、多言好动等，也可以出现紧张、焦虑等情绪。因此，围绝经期情绪问题与甲亢症状有不少的重叠和相似之处，除了仔细询问病史和查体外，还需要从甲亢常伴有其他系统和器官的异常（如甲状腺肿大、突眼等）进行鉴别。值得注意的是，女性围绝经期也容易同时合并甲亢，必要时需筛查甲状腺功能以明确诊断。

除了围绝经期这一特殊时期，当任何人因情绪异常而去相关科室就诊时，可能医生都会询问有无甲亢相关症状，或者进行甲状腺功能检查，以明确是否患有甲亢。

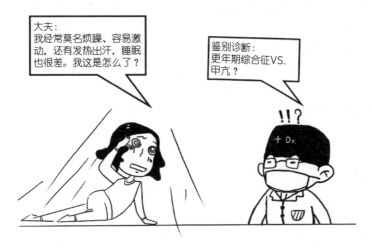

73. 甲状腺肿大就是甲亢吗？

如问题 70 和 71 中所述，我们知道甲亢患者可能会出现甲状腺肿大，但是甲状腺肿大不一定就是甲亢。甲状腺肿大是指甲状腺体积的增大和由此导致的颈部明显增粗，是一个形态学诊断。而甲亢是指甲状腺合成和分泌甲状腺激素过多，是一个功能学诊断。甲状腺肿大的原因多种多样，除甲亢外，结节性甲状腺肿、桥本甲状腺炎、缺碘后甲状腺代偿性增大等情况也可以出现甲状腺肿大，但其甲状腺功能可以完全正常，也可以出现甲亢或者甲减。

74. 为什么甲亢常会被误诊为心脏病？

甲亢可以引起多种心血管系统功能紊乱。因交感神经兴奋性增高和心脏电生理变化，甲亢患者可以出现心率快，表现为窦性心动过速、期前收缩（早搏），甚至心房颤动（简称为房颤）。有研究资料显示，甲亢患者中 5% ～ 15% 可发生房颤，老年患者尤为常见；由于冠状动脉痉挛，甲亢患者可以发生心绞痛甚至心肌梗死，在伴有心血管疾病危险因素的患者中更容易出现；由于血液循环加速使心脏负荷增加，甲亢可引起心脏扩大、心力衰竭。

因此，甲亢常会被误诊为心脏病，或是甲亢性心脏病被误诊为其他原因所致的心脏病。在心血管系统症状特别突出而其他系统症状和体征不太明显的情况下，甲亢更容易被误诊为心脏病。其实，严格来说，这并不是"误诊"，而是针对心脏各种不适症状的原因方面，容易忽略了甲亢这一病因。在本章问题 119 中，我们还会对甲亢性心脏病进行详细阐述。

75. 为什么甲亢早期容易误诊为其他疾病？

如上文所述，甲亢时血液循环中甲状腺激素增多，可加速机体的新陈代谢，使人体多个系统和器官兴奋性增高。因此，甲亢常表现出多种多样的症状，涉及全身多个系统和器官。这些症状大多数不是甲亢所特有的，容易被误认为是相应的系统和器官的疾病所致。在甲亢的早期，尤其是在不出现甲亢特有的甲状腺肿大、突眼、胫前黏液性水肿的情况下，这些症状更容易被误诊为其他疾病。

76. 甲亢会遗传吗？

临床上明确诊断的甲亢，患者常可以有甲状腺疾病的家族史。甲亢的发生确实有遗传因素的参与，但不能因此简单地认为甲亢会遗传，也不能认为患有甲亢的父母生出来的孩子先天就会出现甲亢。甲亢患者子女的遗传易感性较其他人高，换句话说，他们会比没有甲亢家族史的人更容易患甲亢，但并不意味着就一定会患甲亢。甲亢的发病往往还需要有外界环境因素的诱发和患者本身存在的自身免疫反应才可出现。

77. 甲亢的常见病因有哪些？

除了遗传因素之外，有很多外界环境因素是甲亢发生的诱因，如长期使用含碘药物、长期接触电离辐射、精神心理应激、感染等。甲亢是一种功能学诊断，

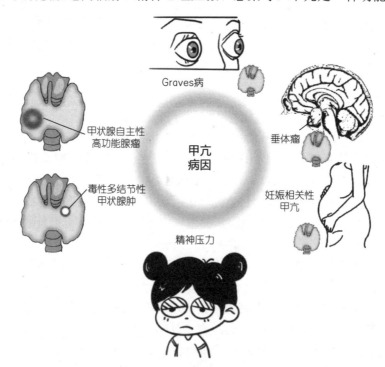

Graves病

甲状腺自主性
高功能腺瘤

毒性多结节性
甲状腺肿

甲亢
病因

垂体瘤

妊娠相关性
甲亢

精神压力

从准确的病因学角度讲，甲亢的常见病因诊断分型包括毒性弥漫性甲状腺肿（也称 Graves 病、格雷夫斯病）、毒性多结节性甲状腺肿（结节性甲状腺肿伴甲亢）、毒性甲状腺腺瘤（甲状腺自主性高功能腺瘤）。此外，还有碘甲亢、人绒毛膜促性腺激素（hCG）相关性甲亢（妊娠相关性甲亢）、垂体性甲亢等多种病因。在这些病因诊断分型中，以 Graves 病最为常见，占所有甲亢的 80% 以上。因此，在诊断甲亢的同时，还要明确病因类型，这样才能有的放矢，针对病因进行治疗。

78. 甲亢患者可以做增强 CT 吗?

甲状腺激素合成的重要原料是碘，人体内碘的过多或过少都可能影响到甲状腺合成甲状腺激素的功能。增强 CT 通常需要使用浓度较高的含碘造影剂，大量的碘进入人体可以引发甲亢患者的甲状腺不受控制地合成和释放更多的甲状腺激素，从而加重甲亢。因此，甲亢患者，特别是甲亢尚未得到控制时，一般不建议做增强 CT。超声、MRI 等影像学检查方法可能代替部分增强 CT 的作用。如果已经得到良好控制的甲亢，病情需要必须进行增强 CT 检查时，一定要有医生的密切监护，并在检查后严密监测甲状腺功能的变化。

79. 桥本甲状腺炎也是一种甲亢吗?

桥本甲状腺炎是临床最常见的甲状腺疾病之一，好发人群为中青年女性。桥本甲状腺炎的"炎症"是一种自身免疫性炎症，因甲状腺组织中有大量的淋巴细胞浸润，又称为"慢性淋巴细胞性甲状腺炎"。早在 1912 年，日本一位名叫桥本策（Hakaru Hashimoto）的外科医师发现并描述了该病，因此以他的姓氏命名为桥本甲状腺炎。桥本甲状腺炎可以导致甲状腺功能异常，且在不同阶段有完全不同的异常形式，化验显示血液循环中甲状腺激素可能会过多或过少，也可能是正常，但甲状腺激素过多时并不是真正的甲亢。

桥本甲状腺炎的自身免疫反应可以造成甲状腺组织破坏，使得已经合成并储存在甲状腺滤泡内的甲状腺激素释放入血，人体血液循环中的甲状腺激素超过了正常的生理需要，产生类似"甲亢"的症状，但往往持续时间较短，为一过性。这时的甲状腺合成甲状腺激素的功能并不亢进，因此，严格地讲，桥本甲状腺炎引起的甲状腺激素增多属于"甲状腺毒症"，但并不是甲亢的一种类型。

80. 非甲状腺的恶性肿瘤可以引起甲亢吗?

甲状腺之外的恶性肿瘤引起甲亢的情况非常少见。甲状腺激素由甲状腺组织合成和分泌，并受到垂体分泌的促甲状腺激素（TSH）调控。垂体的 TSH 瘤过度分泌 TSH 可以促进甲状腺激素的合成和分泌从而引起甲亢，但 TSH 瘤通常为良性，恶性肿瘤极为罕见。在少数的卵巢畸胎瘤中，也可能会存在甲状腺组织，有时会分泌过多甲状腺激素引起甲亢，但卵巢异位的甲状腺组织形成的肿物也常为良性。绒毛膜癌是一种高度恶性的肿瘤，肿瘤细胞分泌的人绒毛膜促性腺激素（hCG）与 TSH 的结构和功能具有一定的相似性，有时也可以发挥类似 TSH 的作用，促使甲状腺合成和分泌过多甲状腺激素，从而引起甲亢。其他非甲状腺的恶性肿瘤则通常不会引起甲亢。

81. 什么是 Graves 病？

在本章问题 77 中，我们介绍到，根据不同的发病原因，甲亢可以分为多种病因类型，其中约 80% 以上是由 Graves 病引起的甲亢。Graves 病是一种与自身免疫反应相关的内分泌疾病，表现为甲亢、甲状腺肿大、甲状腺相关眼病、胫前黏液性水肿等症状和体征，爱尔兰医生 Graves 最早详细描述了这一疾病，所以命名为 Graves 病。因此，甲亢这一个名词强调的是各种原因引起的甲状腺功能亢进症，而 Graves 病则是最常引起甲亢的一种原因，同时还可以引起眼部、皮肤、肢端等器官或组织的病变。从便于理解的角度通俗地讲，大多数甲亢是 Graves 病所致的甲亢，人们经常提到的甲亢，其实更多是 Graves 病，也就是狭义上的"甲亢"。

82. Graves 病的病因是什么？

Graves 病是一种与自身免疫反应相关的内分泌疾病，其病因主要是自身免疫反应所产生的促甲状腺激素受体刺激性抗体（TSAb）激活了甲状腺滤泡上皮细胞合成和分泌甲状腺激素的功能，并且这种激活作用不受正常的甲状腺分泌功能所调控，因此是持续过度激活，从而使甲状腺合成和分泌大量甲状腺激素。TSAb 还可以刺激甲状腺的生长从而引起甲状腺肿大。此外，这种刺激作用也可以发生在成纤维细胞、皮肤等细胞或组织，这些细胞或组织的异常可以表现为甲状腺相关眼病、胫前黏液性水肿等症状和体征。

83. Graves 病能引起哪些并发症？

Graves 病可以引起甲亢、甲状腺肿大、甲状腺相关眼病、胫前黏液性水肿等症状和体征。因此，前面提到的甲亢所涉及的代谢系统、交感神经系统、心血管系统、消化系统等全身多个系统和器官都可以出现并发症。在 Graves 病早期，这些系统的异常只是甲亢的症状和体征，随着病情的进展，相应的系统和器官发生病变，就成为并发症。例如，Graves 病可以表现为心悸、心跳加快、收缩压升高、舒张压降低、脉压（收缩压与舒张压之差）增大，在严重的情况下，还可以发生甲亢性心脏病，引起心脏扩大、心律失常、心力衰竭，甚至死亡。甲状腺相关眼病、胫前黏液性水肿是 Graves 病临床表现的组成部分，也可以说是并发症。

84. 什么是 T_3 型甲亢？

甲亢是甲状腺合成和分泌大量甲状腺激素的临床表现。实验室检查的甲状腺激素包括总三碘甲腺原氨酸（TT_3）、总甲状腺素（TT_4）、游离三碘甲腺原氨酸（FT_3）、游离甲状腺素（FT_4）。一般情况下，甲亢时这些检查值都会升高。但有少数甲亢患者仅有 TT_3 和 FT_3 的升高，而 TT_4 和 FT_4 正常，称为 T_3 型甲亢，老年患者更容易发生。

85. 什么是 T_4 型甲亢？

与 T_3 型甲亢的定义类似，T_4 型甲亢则是甲亢患者的甲状腺激素中 TT_4 和 FT_4 明显升高。需要强调的是，T_3 型甲亢和 T_4 型甲亢都是真正的甲亢，这种检查上稍有不同的表现可能是因为甲亢病因的不同，或者处于甲亢病情发展的不同阶段，也可能是由于患者全身状态或环境因素的影响所导致，需要由内分泌科专科医师进行分析和诊治。

86. 什么是淡漠型甲亢？

就像本章前面的问题中反复强调的那样，甲亢通常使人体多个系统和器官兴奋性增高，并有一系列典型的高代谢综合征。但在部分老年甲亢患者中，可以有明显的体重减轻、心悸，但交感神经兴奋和高代谢的症状并不典型，反而表现为厌食、抑郁，严重时神志淡漠、嗜睡甚至神志错乱，临床上称为淡漠型甲亢。因此，在有上述临床表现的老年患者中，应该考虑到筛查甲状腺功能，避免漏诊淡漠型甲亢。

87. 新生儿会得甲亢吗？

患有甲状腺疾病且正在备孕的女性或孕妇经常担心自己的孩子可能会在出生后患上甲状腺疾病，尤其是患有甲亢的准妈妈们更加焦虑，担心孩子会得甲亢。然而，新生儿甲亢的发生率其实非常低。只有在母亲患有未经充分治疗的甲亢的情况下，其促甲状腺激素受体抗体（TRAb）水平仍然较高，这些抗体可以通过胎盘传递给胎儿，从而引发新生儿甲亢。另外，极少数新生儿可能由于甲状腺激素受体基因异常而发生甲亢。

88. 哪些原因会导致新生儿甲亢？

新生儿甲亢的最常见原因是母亲妊娠期 Graves 病所致的甲亢未得到充分治疗，母体的促甲状腺激素受体抗体（TRAb）可通过胎盘进入胎儿体内，刺激胎儿甲状腺过度合成和分泌甲状腺激素，从而导致新生儿甲亢。由于新生儿甲亢的

TRAb 是来源于母体，而非新生儿自身所产生，因此随着时间的推移和 TRAb 的降解，新生儿甲亢的症状可以逐渐缓解。少部分患儿可能出现症状逐渐加重，需要及时就医。此外，极少数新生儿甲亢是由于甲状腺激素受体的基因异常所致。

因此，患有甲亢的女性，最好是在甲亢病情稳定、TRAb 控制在相对较低的范围内之后，再考虑妊娠。

89. 什么是药物性甲亢?

甲亢是不同发病原因引起的甲状腺合成和释放甲状腺激素的功能过度增强，使得人体血液循环中的甲状腺激素超过了正常的生理需要。因此，严格意义上讲，"药物性甲亢"是由于药物原因导致的血液循环中甲状腺激素明显升高而引起"甲亢"的症状。

常见引起药物性甲亢的原因有如下。(1) 最常见于甲减治疗中的患者，在治疗甲减的过程中没有定期随访、检查甲状腺功能，服用外源性甲状腺激素的剂量没有得到及时准确的调整，会出现甲状腺功能不稳定，其中有些患者出现药物剂量过大，导致血液循环中甲状腺激素明显增多，因此出现药物性甲亢。(2) 有意或无意服用甲状腺激素制剂或者是含有甲状腺激素的食物、保健品等所导致，例如服用含有甲状腺激素的非法减重药物。(3) 摄入含碘量高的药物导致甲状腺合成和分泌甲状腺激素过多，如抗心律失常药物胺碘酮、增强 CT 或血管造影等检查过程使用的含碘造影剂等。

多数药物性甲亢是暂时且可逆的。为了减少发生药物性甲亢的风险，定期复查甲状腺功能，及时调整外源性甲状腺激素用量，遵内分泌科医师医嘱用药。此外，不随便服用来源不明的保健品等，也可以减少药物性甲亢的发生风险。

90. 为什么大量摄入碘可以引起甲亢?

碘是甲状腺激素合成的重要原料，人体主要从水、食物及加碘盐中获取所需要的碘。不同人群对碘的需求量稍有不同，摄入碘过多或过少都可能影响到甲状腺合成甲状腺激素的功能。一般情况下，绝大多数人基本可以通过上述途径获得适量的碘摄入。在疾病的临床诊疗中，有些治疗药物含有大量的碘（如抗心律失常药物胺碘酮），增强 CT 或血管造影等检查过程使用的某些造影剂也含有大量的碘。大量的碘进入人体可以引发甲状腺不受控制地过度合成和释放甲状腺激素，从而引起甲亢。这种情况常常见于本身已经有潜在的甲状腺疾病的高风险人群，例如桥本甲状腺炎、具有自主分泌功能的甲状腺结节、甲状腺肿等。

91. 甲亢可以影响性功能吗?

甲亢确实可以影响性功能，男性和女性甲亢患者都可能出现性功能障碍。正常适量的甲状腺激素对维持体内各种性激素的平衡有重要作用，一旦甲状腺功能紊乱引起甲状腺激素分泌异常，体内各种性激素之间的平衡被打破，从而对性功能造成影响。此外，甲状腺激素还可作用于神经精神系统，甲亢可造成紧张、焦虑、烦躁等情绪变化，也可在一定程度上影响性功能。

男性主要表现为性欲减退、勃起功能障碍等。有资料表明，30% ～ 40% 的男性甲亢患者出现明显性欲减退，严重者可以伴有勃起功能障碍、早泄。女性主要表现为月经紊乱、性欲减退，严重者甚至可影响到生育能力。少部分患者在甲亢早期也可能会出现性功能亢进，尤其是轻度甲亢的患者。

92. 甲亢可以引起泌乳和男性乳腺发育吗？

甲亢可以引起泌乳，在男性可以出现甲亢伴有乳腺女性化的表现。乳腺是性激素发挥作用的一个靶组织，泌乳和乳腺的发育均受到性激素的调控。

在人体的"下丘脑—垂体—性腺轴"这一功能体系中，甲状腺激素发挥着不可替代的影响作用，它维持了雄激素、雌激素、泌乳素等性激素之间的平衡。甲亢可以导致体内泌乳素水平升高，引起女性泌乳。甲亢导致体内甲状腺激素过多、雄激素向雌激素转化过多、能够发挥作用的雌激素总量过多，雌激素/雄激素的比例升高，从而引起男性乳腺的病理性发育，甚至胀痛、泌乳。

93. 甲亢与肝功能异常有关吗？

甲亢可以引起全身多个系统和器官的功能异常，在消化系统中常见肝功能异常。首先，甲状腺激素在肝细胞内进行转化与代谢，过多的甲状腺激素对肝细胞有直接的毒性作用，导致肝脏酶活性异常、肝细胞解毒功能减退，实验室检查出现转氨酶升高。其次，甲亢可导致全身氧耗量增加，肝脏相对缺氧，从而加重肝功能异常。此外，常用的甲亢治疗药物也有可能导致药物性肝损害。值得注意的是，我国为"肝病"大国，各种原因导致的肝功能异常可以与甲亢合并出现，例如甲亢患者合并有病毒性肝炎，这一类的肝功能异常需要医生加以鉴别。

94. 甲亢也会引起骨质疏松症吗？原因是什么？

骨质疏松症是一种以骨量减少和骨微结构破坏为特征，导致骨脆性增加的全身代谢性疾病。引起骨质疏松症的原因有很多，包括生理性因素、病理性因素及药物性因素等。甲亢是可以引起骨质疏松症的疾病之一，但甲亢引起的骨质疏松症容易被忽视。

过多的甲状腺激素作用于骨骼系统，会引起破骨细胞活性增强（骨"破坏"）与成骨细胞增殖和活性增加（骨"重建"），骨骼频繁地发生"破坏"和"重建"，出现骨矿物质代谢的紊乱，例如钙、磷及维生素D的异常，并且此过程中骨"破坏"逐渐占据优势，最终表现出骨量减少和骨微结构改变。有统计资料显示，近半数的甲亢患者可以发生骨矿物质代谢紊乱，从而导致骨量减少或者骨质疏松症。

95. 甲亢患者会脱发吗？原因是什么？

日常情况下，成年人每日脱发 60 ～ 80 根，为生理性脱发。如果每天脱落的头发数量超过 100 根，则称为病理性脱发。甲亢是引起病理性脱发的原因之一。首先，体内正常水平的雄激素可以维持毛发生长，甲亢引起雄激素转化酶活性异常改变了体内雄激素转化平衡，异常水平的雄激素可使头发毛囊萎缩，最终发生病理性脱发；其次，甲亢引起紧张、焦虑情绪，可使毛细血管收缩，毛囊局部血液循环不良，从而引起脱发；第三，治疗甲亢的药物可使部分敏感人群产生脱发的不良反应；最后，甲亢患者自身免疫反应也可引起脱发，严重者甚至合并斑秃现象。总之，甲亢引起的脱发现象是多种原因共同导致的，但需要强调的是并非每个甲亢患者都会出现脱发。

96. 甲亢可以引起贫血吗？原因是什么？

甲状腺激素可以通过多种机制影响血液系统，引起检验结果异常。贫血是指血液循环中血红蛋白浓度降低、红细胞数量减少的一种疾病。甲亢引起贫血甚至以贫血为主要表现的临床病例并不少见。统计资料显示，10% ～ 35% 的甲亢患者可以发生贫血，大多为轻度贫血。甲亢患者可存在代谢亢进导致的营养不良、维生素 B_{12} 和叶酸缺乏、胃肠道对铁吸收障碍及自身免疫反应，这些都是甲亢引起贫血的原因。

97. 甲亢可以引起白细胞减少吗？原因是什么？

甲亢可以影响血液系统，引起白细胞减少。有研究显示，在未治疗的甲亢患者中，有 15% ～ 30% 出现了白细胞减少，尤其是名为"中性粒细胞"的这种白细胞减少更明显。甲亢引起白细胞减少的原因包括甲亢抑制骨髓生成白细胞的能力、白细胞消耗破坏增多、白细胞在血液循环中分布异常、自身免疫反应损伤白细胞等。需要注意的是，治疗甲亢的药物也可以有白细胞减少的不良反应。

98. 甲亢可以引起血小板减少吗？原因是什么？

甲亢可以引起血小板减少。甲亢引起血小板减少的原因如下。（1）血小板的生成减少，甲亢引起代谢亢进、能量过度消耗，导致铁元素、维生素、叶酸等造血原料和营养物质的相对缺乏，进而影响了骨髓产生血小板的能力。（2）血小板的破坏过多，甲状腺激素能够增强人体的网状内皮系统吞噬血小板的功能，使血小板破坏过多、寿命缩短，部分甲亢患者体内存在抗血小板抗体，也会增加血小板的破坏。（3）甲亢，特别是 Graves 病，属于自身免疫性疾病，容易与自身免疫因素导致的血液系统疾病并存，例如特发性血小板减少性紫癜。（4）少数甲亢患者可以出现脾脏肿大，脾脏是破坏血小板的主要场所，脾脏肿大时血小板破坏过多。

99. 诊断甲亢的检查手段有哪些？

甲亢的检查手段包括两个大的方面，能够为临床医生提供全面的诊断证据。一是临床医生识别一系列的症状和体征，例如常见的易饥饿、多食、体重减轻明显、心率快、双手颤抖等症状，还有比较特异的甲状腺肿大、眼球突出等体征。二是化验（甲状腺功能检查、甲状腺自身抗体测定）和影像学等检查。影像学检查中，甲状腺超声是应用最广泛的一项，能够提供甲状腺形态、大小、血流信号等信息，并能够识别甲状腺结节；在少数特殊情况下，还可能采用放射性同位素放射 ^{131} 碘（^{131}I）检测甲状腺摄碘情况、甲状腺穿刺活检病理学检查等手段，来辅助临床医生进行甲亢背后更深层次病因的判断。通过上述症状和体征、实验室等检查指标，临床医生可以综合判断甲状腺功能是否亢进，并对其病因进行鉴别诊断。

100. 为什么老年甲亢患者不适合做甲状腺抑制试验？

甲状腺吸碘率的高低与甲状腺功能状态直接相关。甲状腺抑制试验，又称为 T_3 抑制试验，其操作方法是给予患者一定剂量的外源性 T_3（碘塞罗宁），观察给药前后甲状腺吸碘率的变化，可以依此判断患者是否存在甲亢及鉴别甲亢的病因。因为老年人往往身体功能下降，或者合并有冠心病、心力衰竭、心律失常等疾病的可能性增大，而较大剂量的外源性 T_3 可能使患者病情迅速恶化，所以不推荐老年患者进行甲状腺抑制试验。此外，由于国内 T_3 制剂获得困难，故此项检查目前已较少开展。

101. 如何诊断甲亢？

甲亢需要由内分泌专业的临床医生做出诊断。临床医生可以通过问诊和查体发现患者异常的症状和体征，再通过实验室检查发现甲状腺功能、甲状腺自身抗体及甲状腺影像学检查异常，经过综合判断后才能诊断甲亢。同时，临床医生还会对与甲亢具有相似临床表现或实验室检查表现的其他疾病进行鉴别和排除，以保证甲亢诊断的正确性。

102. 甲亢需要与哪些疾病鉴别？

甲亢的鉴别诊断包括两个层面，一是要与可以引起高代谢综合征的疾病鉴别，二是要与可以引起甲状腺功能异常的疾病鉴别。当患者就诊原因是易饥饿、多食、体重减轻、心率快、腹泻、双手颤抖等症状时，需要考虑鉴别患者是否存在血糖异常、心脏病、消化系统疾病、神经系统疾病等，眼球突出患者也应考虑眼部肿瘤等其他能够引起眼球突出的疾病。当发现患者甲状腺功能异常、血中甲状腺激素水平明显升高时，还应考虑到亚急性甲状腺炎、桥本甲状腺炎等疾病可以破坏甲状腺组织使甲状腺激素释放入血液，这些疾病仅表现为甲状腺毒症，但甲状腺功能并不亢进。仔细询问患者病史、查体及合理的辅助检查有助于甲亢与上述疾病的鉴别。

103. 甲亢患者为什么会眼球突出？

甲亢可以引起眼部的损害，称为甲状腺相关眼病，也被称为"甲亢突眼""甲亢眼病""Graves 眼病"等，外在直观的表现就是眼球突出，这是成年人最常见的眼眶疾病之一，也是成年人眼球突出最常见的一个病因。甲状腺相关眼病可以发生在任何年龄段，尤其好发于 40～60 岁的女性。需要说明的是，并不是所有甲亢患者都会出现眼球突出的症状和体征，而且甲状腺相关眼病也并不是只发生于甲亢患者，甲减甚至少数甲状腺功能正常的患者也可能发生甲状腺相关眼病。

甲状腺相关眼病的发生主要与交感神经兴奋、炎症、自身免疫反应等因素有关，这些异常在早期会引起畏光、流泪、眼睑挛缩、眼球突出、瞬目减少、复视等。随着疾病的加重，眼球后部的成纤维细胞可合成和分泌吸水性强的糖胺聚糖，因此使得眼球后的软组织肿胀，同时又有眼外肌增粗、脂肪组织体积增大等变化，导致眼眶内的软组织总体积变大，但因眼眶是骨性结构，其内部的空间大小是相对固定的，所以这些变化就会"推着"眼球向前突出。

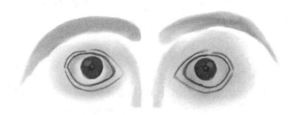

104. 甲亢恢复后还会出现突眼吗？

正如上一问题中所述，甲状腺相关眼病并不是只发生于甲亢，甲减甚至少数甲状腺功能正常的患者也可能发生甲状腺相关眼病,这是因为他们体内可能存在潜在的炎症和自身免疫反应所致。甲亢患者经充分治疗恢复后,多数患者不再有相关的症状,但少数患者体内仍然存在自身免疫反应,从而出现突眼,或者患者由于突眼时间较长,出现球后组织纤维化等,突眼仍然会持续存在。除了突眼外,甲亢所致的甲状腺肿大,也不是在甲亢控制后就一定能够完全恢复。

105. 如何判断甲状腺相关眼病的严重程度?

甲状腺相关眼病的临床表现复杂多样,严重程度分级可以指导及时合理的治疗。欧洲 Graves 眼病专家组和美国甲状腺学会都制订了眼病程度分级的标准。欧洲 Graves 眼病专家组的标准(表 1)主要是依据眼睑退缩、眼球突出、复视、视神经受压迫表现、角膜暴露性病变等临床表现和生活质量评分,分为轻度、中重度及极重度 3 个级别。美国甲状腺学会的标准是根据病变的临床特征和累及眼部不同的组织将其分为 7 级(NOSPECS 分级,见表 2)。详细准确判断眼病的严重程度,有助于制订合理的治疗方案,也对治疗效果评估有重要意义。对普通患者而言,自己感受到眼病的程度,从轻微的眼睑改变,到影响外观的突眼,或是开始出现复视,再到突眼严重的眼睛无法闭合,甚至角膜溃疡、视力受到严重损害。但需要强调的是,部分患者眼病的严重程度并非按照分级顺序逐步发展,而是可以跳跃式进展。因此,甲状腺相关眼病应及时就诊,由专科医师进行疾病严重程度评估。

表 1　甲状腺相关眼病严重程度的欧洲 Graves 眼病专家组分级

分级	临床特征	生活质量
轻度	通常有以下 1 种或多种表现: 1. 眼睑退缩 < 2mm 2. 轻度软组织受累 3. 眼球突出在正常值上限 +3mm 内 4. 一过性复视 5. 润滑型滴眼液治疗有效的角膜暴露性症状	轻微影响生活质量,通常不需要干预
中重度	通常有以下 2 种或多种表现: 1. 眼睑退缩宽度 ≥ 2 mm 2. 中度或重度软组织受累 3. 眼球突出等于或超过正常值上限 +3mm 4. 间歇性或持续性复视	影响生活质量,需要干预,但不威胁视功能
极重度	通常有以下 1 种或 2 种表现: 1. 甲状腺相关眼病视神经病变 2. 严重暴露性角膜病变	威胁视功能,需要立即干预

表2 甲状腺相关眼病严重程度的NOSPECS分级

分级	临床特征及其分度
0	无症状或体征（no signs or symptoms，N）
1	只有体征（only signs，O）
2	眼部软组织受累（soft-tissue involvement，S） 0：无 a：轻 b：中 c：重
3	眼球突出度（proptosis，P） 0：小于正常值上限+3mm a：正常值上限+3～4mm b：正常值上限+5～7mm c：大于或等于正常值上限+8mm
4	眼外肌受累（extraocular muscle involvement，E） 0：无 a：极限眼位运动受限 b：眼球运动明显受限 c：固视
5	角膜受累（corneal involvement，C） 0：无 a：点状角膜上皮损伤 b：角膜溃疡 c：角膜穿孔
6	视力下降（sight loss，S） 0：视力≥1.0 a：0.3≤视力<1.0 b：0.1≤视力<0.3 c：视力<0.1

注：0、a、b、c表示4个分度。

106. 轻度的甲状腺相关眼病可以治愈吗？

甲状腺相关眼病的治疗预后与早期诊断和治疗密切相关，也就是说，早期诊断、及时合理治疗才能取得满意的疗效。轻度的甲状腺相关眼病多为甲亢患者的交感神经兴奋所致，可以出现畏光、流泪、眼睑退缩、双目炯炯有神、瞬目减少、复视等症状，突眼程度也较轻，对生活质量影响不大。对于轻度的甲状腺相关眼病，治疗一般要求患者戒烟、注意用眼卫生、维持血脂正常、补充相关微量元素和维生素，不需要特殊的药物或手术治疗，随着甲亢病情的好转轻度患者大多数都可以显著好转甚至治愈。

107. 重度的甲状腺相关眼病如何治疗呢？

重度的甲状腺相关眼病明显影响患者的生活质量，也会影响到视功能，甚至致盲，需要由医生评估病情并进行积极的治疗，一线治疗方案为糖皮质激素。若糖皮质激素治疗效果不佳，重度的甲状腺相关眼病需要联合针对眼球后软组织的放射治疗、生物制剂、免疫抑制剂等二线治疗，甚至可能需要眼眶减压术等眼科手术治疗，以避免出现或加重角膜和视神经的严重问题，从而挽救视力。

108. 日常生活中甲状腺相关眼病患者应注意什么？

甲状腺相关眼病患者除了需要规律的专科治疗和随访外，日常生活中还需要注意进行局部保护和全身支持治疗，以预防和延缓眼病进展，提高总体的治疗效果。这些注意事项包括：

（1）一定要严格戒烟，包括避免吸二手烟。大量研究显示，吸烟可以诱发或者显著加重甲状腺相关眼病。

（2）外出应佩戴墨镜，避免强光、紫外线照射，避免灰尘和风沙的刺激，以减轻眼部不适症状。

（3）经常做眼球运动，使眼部肌肉放松，但不要向上凝视，以免加重突眼和诱发斜视。

（4）避免视疲劳，尤其是不要长时间注视电视、电脑及手机屏幕。避免过度劳累，保持心情愉快，保证充足睡眠。

（5）用滴眼液润滑角膜和结膜，避免角膜干燥。如果睡眠时不能很好地闭合眼睑（角膜暴露），应该在睡前涂眼膏，预防发生暴露性角膜炎。可以在睡前戴眼罩，以保护结膜、角膜，防止感染。

（6）睡眠时垫高枕头，放低下肢，可缓解因静脉回流受阻造成的眶压增高，减轻眼部肿胀、流泪等症状。

（7）保持饮食营养均衡，进食富含蛋白质、维生素、硒的食物，不要喝浓茶、咖啡等兴奋性饮料。禁食辛辣等刺激性食物，不饮酒。

109. 何时是甲状腺相关眼病的最佳治疗时机？

甲状腺相关眼病的不同治疗时机，决定了疗效和预后。对于患有甲状腺疾病，特别是甲亢的患者，一定要在内分泌科规律诊治，积极控制甲状腺功能，尽可能维持甲状腺功能正常，如果出现眼睛红肿、疼痛、畏光、流泪、复视等症状，需要及时就诊。没有甲状腺疾病病史的人，如果出现上述眼部症状，也要尽早到专业的医疗机构进行诊治，以免因潜在的甲状腺疾病不能得到及时诊断而延误病情，耽误最佳治疗时机。在诊治过程中，需要内分泌科医生和眼科医生联合对眼病进行评估，确定治疗时机和相应的合理治疗方案。

110. 甲状腺相关眼病的最佳治疗方法有哪些？

根据甲状腺相关眼病病情的不同和治疗时机的不同，最佳治疗方法也会有所不同。对于轻度眼病的患者，除了戒烟、积极控制甲状腺功能之外，可以进行眼科局部的治疗，例如人工泪液、眼用凝胶等治疗，还可能需要外出时佩戴墨镜、睡觉时用眼罩等保护眼部的治疗。对于中重度眼病患者，推荐的治疗方案是使用静脉或口服糖皮质激素治疗，必要时可以联合免疫抑制剂、生物制剂等药物。如果进展为威胁视力的严重眼病，除了戒烟、积极控制甲状腺功能、局部治疗之外，若糖皮质激素治疗效果不佳，或眼部症状持续恶化，则需要眼眶减压术等眼科手术治疗，或者联合针对眼球后软组织的放射治疗。对于甲状腺相关眼病患者而言，需要及时就诊，并由内分泌科医生、眼科医生等组成多学科团队联合进行诊疗，共同讨论和选择最适合患者自身情况的最佳治疗方法。

111. 甲状腺相关眼病可以手术治疗吗？

甲状腺相关眼病的早期主要是眼球后软组织的炎症活动，糖皮质激素、免疫抑制剂等治疗可以有效抑制炎症反应。对于非活动期的甲状腺相关眼病，若眼球突出、斜视或眼睑畸形影响患者外观、视功能或生活质量，可进行眼部相关矫正手术。

对于重度的甲状腺相关眼病，在接受糖皮质激素等非手术治疗期间出现以下6项之一情况者，须行眼眶减压手术缓解视神经压迫或角膜暴露：①视力无提高或下降；②结膜脱垂无改善；③视盘水肿和（或）视网膜皱褶无改善；④影像学检查显示视神经压迫无改善；⑤无法耐受糖皮质激素；⑥因眼球突出、眼睑闭合不全而致严重的暴露性角膜病变。

常见的眼部手术包括眼眶减压术、眼外肌手术、斜视矫正手术、眼睑矫正手术等，可以有效挽救视力、矫正复视、改善外观等。

112. 甲状腺相关眼病的预后如何？

甲状腺相关眼病的治疗是一个临床难题，目前还没有统一的治疗方案，但随着对其发生机制认识的深入，临床医学专家们已经形成一些治疗共识，并且新的治疗药物和治疗方法不断应用于临床。对于该病的早期诊断和及时治疗，与患者的治疗效果和预后关系密切。此外，不同的甲状腺相关眼病患者对治疗效果的反应差异性很大，故其治疗方案需要个体化。因此，甲状腺相关眼病治疗的关键是及时就医，由医生评估眼病的病情并选择合适的治疗方法，同时解除相关危险因素，大多数患者病情能够得到有效缓解，可以避免出现或加重角膜和视神经的严重问题，从而保护视力、改善眼部外观。

113. 什么是胫前黏液性水肿？

胫骨是小腿内侧的长骨的名称，"胫前"则是指小腿胫骨前面的区域，该区域皮下软组织较丰富。当发生甲状腺功能异常（甲亢、甲减）时，透明质酸可以在此积聚，黏多糖和黏蛋白也在此沉积，使此处皮肤和皮下胶原增多，组织纤维受到损害。透明质酸等物质的吸水性使水分蓄积，即产生胫前黏液性水肿。胫骨前的皮肤变厚变硬，表面不平，严重时可以表现为大小不等的斑块样结节。黏液性水肿是非凹陷性的，也就是手指按压时不会出现明显的或者较深的局部组织凹陷，这是与其他水肿相区别的一个相对特异表现。

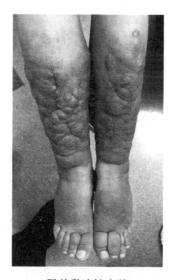

胫前黏液性水肿

114. 下肢水肿与甲亢有关吗？

下肢水肿指某些原因导致的腿部皮肤、皮下组织中的水分蓄积，表现为皮肤的肿胀发亮。全身性的严重疾病，例如心力衰竭、肾功能衰竭、肝功能衰竭、低蛋白血症等，都可以引起下肢水肿，但这些疾病导致的下肢水肿表现为下肢的凹陷性水肿，也就是手指按压时可以出现明显的或者较深的局部组织凹陷，之后缓慢恢复，严重者甚至可以有液体渗出。这些疾病可以同时导致胸腔、腹腔等身体内部空间出现积液。甲亢也可以引起下肢水肿，但有所不同的是，这种水肿发生在小腿胫骨前区域较为局部的皮肤和皮下组织，并且在按压时不发生明显的凹陷，称为胫前黏液性水肿。甲亢患者处于高代谢状态，常出现体重减轻、营养不良等，从而导致低蛋白血症，也可出现水肿。此外，甲亢性心脏病可导致心力衰竭，也可出现水肿。因此，当甲亢患者发生下肢水肿时，需要鉴别是胫前黏液性水肿还是由其他原因导致的可凹陷性水肿。

115. 什么是甲状腺危象？

甲状腺在病情没有被有效控制的情况下，由于一些应激的诱发因素，使甲亢病情突然加重，出现了严重的危及患者健康和生命的状态，医学上称为甲亢危象、甲状腺毒症危象或简单称作甲状腺危象。本病是甲状腺毒症病情的极度加重并危及患者生命的严重合并症，虽然不常见，但病死率很高，可达 10% ~ 20%。该病目前没有明确的诊断标准，当甲亢患者在应激因素的刺激下，突然出现原有甲亢症状加重，伴发热、心动过速、消化道症状、神志障碍等。死亡原因多为高热虚脱、心力衰竭、肺水肿、多器官衰竭、严重水和电解质代谢紊乱等。

甲状腺危象的预防具体包括以下几个方面。①患者要了解加重甲亢的有关因素，尤其是精神状态与身心疾病的关系，避免一切诱发甲状腺危象的因素，如感染、劳累、精神创伤、未经准备或准备不充分而手术等。②患者要学会进行自我心理调节，增强应对能力，并注意合理休息，劳逸结合；患者家属也要掌握甲亢的知识，让家属理解患者的现状，给予患者更多的关心、爱护及支持。③向患者说明抗甲状腺药物治疗的必要性和重要性，坚持定期服药，避免产生以为症状缓解，而自行停药或怕麻烦不坚持用药的现象，避免因突然停药后出现"反跳"现象而诱发甲状腺危象。④在高代谢状态未被改善以前，患者可采用高蛋白、高热量饮食，除糖类外，可食用牛奶、豆浆、瘦肉、鸡蛋、鱼、肝等食物，在两餐基本饮食之间可加牛奶、豆浆、甜食品。禁食含碘食物，如海带、紫菜、海藻类、虾皮等。患者出汗多，丢失水分多，应保证足够的饮水，平时不宜喝浓茶、咖啡等刺激性饮料。⑤患者要了解有关抗甲状腺药物治疗常见的不良反应和药物性甲减，以便尽早发现，及时得到处理。要定期门诊复查血常规、肝功能、甲状腺功能，在医生指导下调整服药剂量，避免并发症发生，促进早日康复。⑥行甲状腺切除术的术前准备要充分，严格掌握手术时机，术后严密观察病情变化。⑦预防并积极治疗感染。

116. 甲状腺危象的诱发因素有哪些？

甲状腺危象的发生率相对较低，因此患者也不必过于担心。如果甲亢能够早期发现，积极配合医生治疗，按时规律用药，避免应激因素的刺激，完全可以避免甲状腺危象。大可不必谈"甲状腺危象"色变。

甲状腺危象的诱发因素如下。①感染：任何的感染都有诱发甲状腺危象的可能性，包括呼吸道、消化道、泌尿生殖系统、颅内、皮肤等感染，尤其是口服抗甲状腺药物治疗甲亢的患者，抗甲状腺药物有导致白细胞减少的风险，有加重感染的可能性。因此，甲亢患者一旦出现感染的征象，或者出现体温升高，一定要尽早就医，积极控制感染。②疲劳过度：甲亢患者本来就容易出现乏力症状，如果不注意休息，劳累过度，基础代谢率进一步升高，就会加重病情，从而诱发甲状腺危象。但这里需要强调的是，一般的轻体力劳动或者活动是允许的，甲亢患者也不是一经诊断就要一直静养甚或卧床休息。③精神创伤：甲亢患者常有易激惹、紧张、焦虑等精神变化，倘若过度或过多的精神刺激、突然间的精神打击、长时间的压力，可能会诱发甲状腺危象，因此甲亢患者一定要调节好自己的情绪。④治疗不规律：不少甲亢患者依从性差，在甲亢没有完全缓解的时候就擅自骤然停药，此后也不去医院复查。还有一些重症患者长期抵触治疗，使得症状长时间没有得到控制。上述情况均可能会诱发甲状腺危象。⑤甲亢术前未能充分做好术前准备，术后容易出现甲状腺危象。⑥其他的外科手术，在甲亢未能得到良好的控制时，身体其他部位的创伤或者手术，都是一种应激，都会对甲亢患者产生刺激，造成不良影响。⑦甲亢病情较重患者，没有预先口服抗甲状腺药物治疗，而是直接放射碘治疗，使得大量甲状腺激素突然释放入血液，可能诱发甲状腺危象。

只要我们熟悉甲状腺危象常见的诱发因素，尽量避免诱因的出现，就能够最大限度地避免甲状腺危象的发生和发展。

117. 甲状腺危象有哪些先兆？

甲状腺危象如果不及时抢救，其死亡率很高，即使进行及时正确的抢救，仍然还会有 5%～10% 的患者死亡。因此，对于甲亢患者，要注意甲状腺危象的先兆，及时发现，以使患者得到及时就诊，避免病情进一步恶化。

甲亢患者，在此前讲述的诱因的作用下，在甲状腺危象出现前，临床上会有一些先兆表现，例如下列几个方面。

（1）神志改变。出现精神意识的异常，突然表现为烦躁或嗜睡。

（2）体温增高超过 39℃，甲亢患者可能会出现基础体温升高，但多数是低热，一旦体温明显上升，提示可能身体出现感染。

（3）出现恶心、呕吐或腹泻等胃肠道症状，或者此前的消化道症状明显加重。

（4）心率明显增快，通常 > 120 次 / 分，或者出现新发的心律失常。

很多时候，甲状腺危象的先兆表现并不明显，或者持续时间较短，这就要求甲亢患者应该充分了解自己的病情，发现有问题及时就诊，不能麻痹大意，或者不能认为身体的异常并不严重，忍一忍就过去了。

118. 甲状腺危象的表现有哪些？

甲状腺危象可以累及身体的多个系统，是一种非常严重的内分泌急症，其临床表现具有多样化的特点，目前并没有统一的特异性的诊断标准。具体的临床表现包括以下几项。

（1）体温升高　多数患者体温较基础体温显著升高，通常超过 39℃，严重者可能会超过 40℃，常规退热措施的效果不佳。

（2）中枢神经系统症状　轻者出现焦虑、烦躁，中度者出现谵妄、昏睡，重度者出现癫痫样发作、昏迷等。

（3）消化系统症状　主要表现为原有消化道症状突然加重，恶心、呕吐明显，大便次数增多，腹泻加重，还可能会出现腹痛，甚至出现原因无法解释的黄疸。

（4）心血管系统症状　心率增快，通常会超过 120 次 / 分，重者心率超过 140 次 / 分，甚至高达 160 次 / 分。同时还会出现心力衰竭，表现为双肺湿啰音、肺水肿等。此外，还容易合并心律失常，房性、室性心律失常并不少见。到终末期会出现休克等。

同时，我们也不能忽视淡漠型的甲状腺危象，其临床表现不典型，容易被漏诊漏治，临床上必须加以重视。

119. 什么是甲亢性心脏病？

很多患者就诊于心血管内科的时候，有经验的心内科医生，通常会让患者检查一下甲状腺功能。其原因在于甲状腺激素与心血管系统密切相关。甲亢可引发心脏的异常，称为甲状腺功能亢进性心脏病（甲亢性心脏病），简称为甲亢心。然而，不少甲亢患者还可同时伴有原来已经存在的心脏病，如动脉粥样硬化性心血管疾病、高血压心脏病、风湿性心脏病、先天性心脏病等。因此，甲亢性心脏病是一种排他性诊断，必须排除其他原因导致的心脏病，并且经过抗甲状腺治疗后能够明显缓解，才能考虑为甲亢性心脏病。

甲亢性心脏病多发生于老年患者，长期有严重甲亢的年轻患者也可能发生。主要的临床表现是严重的心律失常，包括心房颤动、心房扑动、室上性心动过速（室上速）、室性心动过速（室速）、心室颤动（室颤）、房室传导阻滞等。根据文献报告，甲状腺毒症患者中 10% ～ 15% 可发生心房颤动，而在原因不明的心房颤动中，10% 是由甲状腺毒症引起的，在部分老年患者中，心房颤动可以作为本病的首发表现。甲亢性心脏病的其他临床表现还有以下 3 种。①心脏增大：久而未愈的甲亢可引起突出的心脏形状改变，包括心房或心室扩大、心脏重量增加、心肌细胞肥大、心肌纤维间隙增宽等。②心力衰竭：甲亢患者充血性心力衰竭（心衰）的发生率大约 6%，年龄大于 60 岁、病程长者更易发生。其特点是以右心衰竭为多见，也可发生左心衰竭，最后出现全心衰竭。无潜在心脏病风险的年轻甲亢患者发生的心力衰竭被认为是"高排出量"型心力衰竭。③心绞痛或心肌梗死：甲亢性心脏病发生心绞痛较少，多为冠状动脉供血相对不足，以胸前或胸部沉重感多见。心肌梗死者不多见，与冠脉痉挛、微循环障碍及血液流变学异常有关。

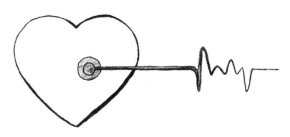

120. 如何治疗甲亢性心脏病？应注意什么？

在上一问题中，已经讲到甲亢性心脏病是一种排他性诊断。也就是说，如果想要诊断该病，需要排除其他原因导致的心脏病。并且随着甲亢的治疗，心脏症状能够明显缓解。因此，治疗甲亢性心脏病的关键是控制甲亢，同时治疗心血管的并发症。

常规治疗要适当休息，避免劳累，保持良好睡眠，注意补充足够的热量和营养素，积极抗甲状腺治疗。

针对心脏病的治疗分为以下几种。

（1）心律失常　心房颤动（简称为房颤）是最常见的心律失常，通常在甲亢控制后数周内可自行转为窦性心律。但发生房颤时间久者，即使甲亢控制，也难以自行复律，可考虑给予药物复律或电击复律。若甲亢未控制并发快速房颤者，可加用洋地黄和β受体阻滞剂，以控制心室率同时预防血栓栓塞，应用抗凝药物降低栓塞的发生。在伴有充血性心力衰竭时，应用β受体阻滞剂需慎重。老年患者如果合并窦房结功能不全，则不宜强求复律，只要心室率控制满意即可。

（2）心力衰竭　纠正水电解质紊乱，特别是低钾血症。给予强心、利尿、扩管治疗心力衰竭，但必须预先或同时使用抗甲状腺药物，否则心力衰竭症状不能得到满意控制。甲亢时心肌对洋地黄的耐受性增加，因此一般用量偏大，但在老年人和肾功能不全患者中，过多的洋地黄又容易引起中毒，所以治疗过程中随时根据临床情况和洋地黄浓度监测来调整剂量，以防过量。利尿药的应用原则：以口服为主，间断使用强效利尿药，从小剂量开始应用，注意防止电解质紊乱。

（3）心绞痛或心肌梗死等缺血性心脏病表现　除常规抗血小板治疗外，必须有效控制甲亢方能奏效。由于甲亢性心绞痛可能与冠状动脉痉挛有关，故应选用扩张冠状动脉的药物，如钙离子拮抗剂、硝酸甘油，也可合用β受体阻滞剂，这不仅因为β受体阻滞剂抗心绞痛，而且还能够降低组织对甲状腺激素的反应，但其不宜单独使用，因 β 受体阻滞剂可使冠状动脉上的 α 受体活性增加，从而加剧冠状动脉痉挛，使心绞痛难以缓解。

121. 甲亢会引起肌肉酸痛吗？

很多甲亢患者就诊时，除了高代谢综合征的表现外，还会主诉有肌肉酸痛，有的患者是活动后出现，有的患者在静息状态下就有，还有的患者说腿就像灌了铅一样沉重，有的感觉乏力明显，从平躺到坐起或者从蹲位到立位变得非常困难。以上这些症状是跟甲亢相关的吗？是甲亢累及肌肉的临床表现吗？答案是肯定的。甲亢患者出现肌肉酸痛者并不在少数，其肌肉病变也并不罕见。

甲亢性肌肉病变包括以下 4 种。①急性甲亢性肌病或甲亢伴急性延髓麻痹：罕见，起病急，数周内可出现说话和吞咽困难，发音不准，也可合并甲亢危象，并可导致呼吸肌麻痹，威胁生命。②慢性甲亢性肌病：较多见，起病慢，我们在下文（本章节问题 124）中将会有详细介绍。③甲亢伴周期性瘫痪：多见于东亚地区的患者，年轻男性多发。发作时常伴血钾过低，葡萄糖和胰岛素静脉滴注可诱发本症，症状与家族性周期性瘫痪相似。④甲亢伴重症肌无力：同样也会引起肌肉酸痛。

122. 甲亢可以引起肢体麻痹吗？如何避免发生？如何治疗？

大多数甲亢患者是由于高代谢综合征（例如心悸、消瘦、多汗等）而前来就诊的，但是也有一小部分患者，特别是一些青年男性患者，是以肌肉无力、肢体麻痹为首发表现来就诊的。有些患者往往在劳累、进食过饱、饮用大量含糖的碳酸饮料后，突然出现肌肉无力、肢体对称性迟缓性麻痹等表现，多数均为此就诊于急诊科。因此，甲亢是可以引起肢体麻痹的，通常被称为甲亢性周期性瘫痪或者甲亢伴周期性瘫痪。

甲亢性周期性瘫痪的病因目前尚未完全明确，多见于东亚地区，特别是青年男性。一般认为是易患人群的 Na^+-K^+-ATP 酶基因发生变异，在甲状腺激素刺激下，细胞外的钾离子向细胞内发生转移，导致低钾血症，从而出现肢体麻痹。也有些患者血钾浓度可能正常，甚至少数患者也可表现为高钾血症。

通常发病以夏秋季居多，尤以夜间到清晨起病者居多，在高糖饮食、饱餐、剧烈活动、过度劳累、紧张、寒冷、发热、感染、月经来潮等诱因的刺激下发病。有些患者可能是输注葡萄糖尤其是同时输注胰岛素时诱发。发作前往往有前驱症状，如肌肉僵硬、疲乏、四肢感觉异常、困倦、头痛等，麻痹常自四肢近端肌肉开始，特别常见的首发症状是双下肢无力，也可累及肢体远端。麻痹范围大小不一，从几个肌群乃至全身。轻者仅有全身乏力，尚可行走；重者除累及颜面肌、眼肌、与发音和言语有关的肌群、膈肌、括约肌外，全身的骨骼肌均可受累。麻痹程度可为完全性或不完全性。如果麻痹范围广泛者，有时可导致呼吸障碍或心力衰竭。持续数小时至数天不等，甲亢控制后周期性瘫痪的发作停止或者病情减轻。需要注意的是，有一定比例的患者发作时无甲亢的其他临床症状或者无甲亢病史，少数患者甚至以室速、室颤、心搏骤停为首发表现。

治疗上首先要避免或去除诱因，如避免高糖饮食、剧烈运动，保持情绪稳定，防治感染等。对于甲亢性周期性瘫痪，针对病因要积极治疗甲亢，在肢体麻痹发作时，如果血钾降低，要及时补钾，严密监测电解质，并要防治心律失常。

123. 甲亢可以引起呼吸麻痹、吞咽困难吗？

甲亢患者是可以引起呼吸麻痹、吞咽困难的。一种原因是甲亢时，甲状腺明显肿大，可能会压迫气管、食管，从而导致呼吸困难、吞咽困难。另一种原因则是由于甲亢性肌病。

甲亢伴发的肌肉病变就是甲亢性肌病，甲亢性肌病有急性发病，有慢性发病，病情上有轻重之不同，有时肌病可以作为甲亢的重要表现或首发症状。临床上依据其发病特点和病变涉及的部位不同分为急性甲亢性肌病、慢性甲亢性肌病、甲亢性周期性瘫痪、甲亢性眼肌麻痹、甲亢伴重症肌无力等。

急性甲亢性肌病或急性甲亢性脑病，可能因血液循环中甲状腺激素升高，使甲亢症状加剧而出现脑部症状、延髓麻痹；或在应激状态下，交感神经系统活动增强，释放大量儿茶酚胺，甲状腺激素可增强儿茶酚胺作用，使组织反应性增高而导致危象。发病迅速，病势凶险急剧，常在数周内发展到严重状态，出现吞咽困难、发音障碍、复视，可由于严重的肌无力迅速发生松弛型麻痹；并可导致呼吸肌麻痹，危及患者生命。甲亢性周期性瘫痪严重时所有骨骼肌都可以受累，包括呼吸肌陷入麻痹。甲亢伴重症肌无力患者受累肌肉以吞咽肌群常见，可以有咀嚼无力、吞咽困难，累及呼吸肌，则可出现呼吸麻痹、呼吸停止。

甲亢所致的呼吸麻痹、吞咽困难，治疗起来相对比较棘手，根本上还是要积极控制甲亢，同时对症治疗，尤其是针对肌无力的治疗。

124. 什么是慢性甲亢性肌病？

慢性甲亢性肌病是甲亢性肌病中的一种，在甲亢性肌病中相对多见，本病多发于中年男性，女性少见，病情发展缓慢。主要表现为逐渐加重的肌肉无力，甚至肌肉萎缩，但是没有肌肉麻痹和感觉障碍。受影响的肌肉主要是近端肌群，其次是远端肌群。在肩膀和大腿，接近躯干的部位，分布对称，而且肩膀的肌肉（肩胛肌）受影响的程度重于大腿的肌肉（骨盆肌），肢体外侧（伸肌）重于内侧（屈肌），手部大小鱼际肌、臀肌亦较为明显，甚至可影响全身肌肉。所以患者常有提物、梳头、举臂、从高处取物、上楼梯等动作困难，以及蹲下以后不扶周围的东西、自己不能站起来等症状，并可见肌纤维颤动。患者诉进行性肌无力、减少甚至萎缩。慢性甲亢性肌病与甲亢之间的关系未明，近端肌群主要为大肌肉群，故在本病中受累最早最重。

慢性甲亢性肌病患者肌电图示非特异性肌病改变，血尿肌酸激酶增高。肌病的严重程度大多数与甲亢的严重程度呈平行关系，甲亢控制后，肌病即好转，一般不需要特殊治疗。

125. 甲亢与重症肌无力有关系吗？

甲亢和重症肌无力都是与遗传有关的自身免疫性疾病，一般认为，甲亢伴重症肌无力与免疫紊乱有关。重症肌无力中 3% ~ 5% 合并甲亢，而甲亢中 1% 合并重症肌无力。在甲亢伴重症肌无力患者的体内，不仅存在促甲状腺激素受体抗体（TRAb）和其他甲状腺自身抗体，还可存在抗横纹肌抗体和乙酰胆碱受体抗体，后者可攻击神经肌肉接头突触后膜乙酰胆碱受体，导致突触后膜神经信号传递障碍，从而产生肌无力。但甲亢并不直接引起重症肌无力，两者可先后或同时见于对自身免疫反应有遗传易感性的同一患者中。

临床上根据病变累及的部位不同分为：单纯眼肌型、延髓肌型、单纯脊髓肌型、全身型等，多见于女性。受累肌肉以眼肌、面肌及吞咽肌群最常见，其次为颈部、躯干及四肢肌肉。主要临床表现为单侧眼睑下垂，偶见双侧眼睑下垂、复视、眼外肌活动受限、语言欠清、咀嚼无力、饮水呛咳、吞咽困难、头部沉重、颈项疲软、两臂上举无力、上楼困难、发绀，严重者可导致呼吸停止。其特点是每做肌肉运动时，肌肉很快出现无力。

诊断上患者新斯的明试验阳性，乙酰胆碱受体抗体滴度增高，肌电图出现渐减波。治疗上要针对甲亢和重症肌无力分别用药。

126. 甲亢与糖尿病有关系吗？

很多患者到内分泌科就诊的时候，都说自己有消瘦、多食等临床表现，害怕自己得了糖尿病，要求大夫完善检查，确认一下自己是否有糖尿病。这时候，有经验的大夫，还会检查一下患者的甲状腺，同时开具甲状腺功能的检查，排除有无甲亢。其原因在于糖尿病和甲亢的部分临床表现相似，例如都可以出现体重减轻、多食，有的糖尿病早期患者容易出现下一餐前低血糖，也会有类似甲亢的心悸、手抖、出汗等症状。而已经诊断为糖尿病的患者，特别是使用胰岛素或磺脲类口服降糖药治疗的患者，如果发生低血糖，也会有出汗、心悸、手抖等症状，所以从症状学上来讲，需要进行甲亢和糖尿病的鉴别诊断。

甲亢与糖尿病密切相关，具体来说，有两种关系。一是甲亢可以导致糖尿病的发生，二是甲亢和糖尿病可以并存，并且甲亢可以加重原有糖尿病的病情。

糖尿病的病因学分型中，有一种叫作特殊类型糖尿病，其原因之一就是甲亢。因此，甲亢是可以导致糖尿病发生的。甲亢和 1 型糖尿病有着相似的免疫病理学基础，都与遗传和环境因素相关，因此容易并存。如果想要分清到底是甲亢导致的糖尿病，还是合并了糖尿病，就要仔细询问病史，完善相关检查，更重要的是进行随访，看看甲亢好转后，血糖水平是否好转。如果甲亢病情得到控制，血糖完全恢复到了正常，那就可能是甲亢导致的糖尿病。如果尽管甲状腺功能正常了，但是糖代谢异常仍然存在，则有可能是两种疾病同时存在。

甲亢引起血糖异常的原因，与甲状腺激素密切相关。甲状腺激素促进肠道糖吸收，加速糖的氧化利用和肝糖分解等，可导致糖耐量异常或使原有的糖尿病病情加重。甲状腺激素对糖代谢的影响是多方面的，除影响胰岛素的分泌和作用、葡萄糖的摄取和利用外，对胰岛素受体也有作用。甲亢时，高亲和性和低亲和性胰岛素受体数目增多。口服葡萄糖耐量试验显示，甲亢患者容易出现餐后高血糖和高胰岛素血症。

127. 什么是甲亢性肢端病？

甲亢会累及患者的肢体末端，称为甲亢性肢端病，是自身免疫性甲状腺疾病的一种罕见临床表现。严格来讲，应该叫甲状腺肢端病，因为有报道称在桥本甲状腺炎患者中也有类似的肢端病的表现。其特征性表现包括手指、足趾杵状变，指（趾）端软组织肿胀，呈杵状，掌指骨骨膜下新骨形成（肥皂泡样），以及指或趾甲的邻近游离边缘部分与甲床分离，称为指（趾）端粗厚。可以单独出现，但是通常伴有眼球突出、胫前黏液性水肿。本病男女均可受累，但男性多于女性。

128. 如何治疗甲亢？

甲亢具有多种临床表现，使患者生活质量明显下降，很多就诊患者更关心的是如何控制甲亢，早日康复。患者就诊时，首先要确定甲亢的病因，是 Graves 病，还是其他原因导致的甲亢，抑或是桥本甲状腺炎所致的甲状腺毒症（一过性"甲亢"）。针对不同的病因选择不同的治疗方法。治疗前还要进行全身各个系统的评价，明确甲亢对于身体的损伤程度。不能一发现甲状腺功能异常，就擅自购买药物进行治疗。否则可能适得其反，越治疗越严重，造成不必要的身体损伤。一定要在正规医院就诊，并在专业医师的指导下进行甲亢的诊治。

129. Graves 病的治疗方法有哪些？

甲亢的众多病因中，最常见的是 Graves 病，本问题及后面问题所指的甲亢，均特指 Graves 病。Graves 病最理想的治疗方法是去除病因，从而使甲亢症状消失，甲状腺功能恢复正常。治疗前应根据患者的年龄、性别、病情轻重、病程长短、甲状腺形态、有无其他并发症或合并症、患者的意愿、医疗条件、医师的经验等多种因素慎重选用适当的治疗方案。

一般治疗指的是在甲亢确诊后，应该耐心给予患者关怀，详细解释病情，说明本病的预后，提高患者的治疗信心，并争取患者在治疗中的配合。嘱咐患者低碘饮食，多进食高热量、高蛋白质、富含维生素的食物。精神放松，注意休息，避免过度的体力活动。必要时可以使用小剂量的镇静剂、β受体阻滞剂等帮助患者改善紧张、焦虑、心悸等症状。

针对甲亢的治疗通常有三种方法：抗甲状腺药物治疗、放射碘（^{131}I）治疗和手术治疗。抗甲状腺药物治疗的作用机制是抑制甲状腺合成甲状腺激素，而放射碘治疗和手术治疗则是通过破坏甲状腺组织，减少甲状腺激素的产生来达到治疗目的。以上三种是目前临床上最为常用的治疗方法，其他治疗方法的疗效和安全性目前均不确定。因此，建议患者一定要在正规医院进行甲亢相关的诊治，切不可轻易相信一些网络或者广告上推荐的治疗方法。

130. 甲亢患者在开始药物治疗前，需要做哪些检查？

甲亢患者目前初次治疗时，最常选择的治疗方案还是抗甲状腺药物（ATD）治疗。ATD治疗是甲亢的基础治疗，但是单纯ATD治疗的缓解率只有30% ～ 70%，平均50%，并且复发率也比较高。ATD治疗也用于放射碘和手术治疗前的准备阶段。

（1）其优点是：①疗效较肯定；②不会导致永久性甲减；③方便、经济、使用较安全。

（2）其缺点是：①疗程长，一般需1年半至2年，有时长达数年；②停药后复发率较高，并且存在原发性或继发性失败可能；③可伴发肝损害或粒细胞减少症等副作用。常用的ATD分为硫脲类（丙硫氧嘧啶）和咪唑类（甲巯咪唑、卡比马唑）两类。

在患者决定ATD治疗前，除了要完善甲状腺功能、甲状腺自身抗体（TgAb、TPOAb、TRAb）、甲状腺超声等检查外，部分患者必要时还应进行摄碘率、甲状腺同位素显像等检查。由于ATD有肝功能损伤和粒细胞减少的副作用，因此

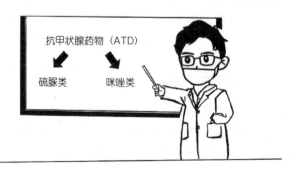

服药前肝功能和血常规的检查必不可少。另外，甲亢可能会导致糖代谢异常、高钙血症、低钾血症、血脂异常等，所以肾功能、电解质、血糖、血脂水平等检查也应该一并完善。

131. 甲亢可以根治吗？

就像此前问题中回答的一样，甲亢治疗最理想的策略应该是针对病因的治疗，但是目前缺乏有效的对因治疗手段。抗甲状腺药物治疗的缓解率只有30%～70%。有些患者采用抗甲状腺药物治疗的效果不明显，并不能使甲状腺功能得到有效的控制。还有些患者尽管用药可以使甲状腺功能恢复正常，但是很难停药，药物减量到一定程度后就会出现甲状腺功能水平的波动。另一部分患者虽然可以停药，但是停药后很快病情便出现反复，甲亢复发。其他两种治疗方法，放射碘治疗和手术治疗，都是针对甲状腺的破坏性治疗方法，正常的甲状腺组织也可能会被破坏，虽然甲亢可被彻底治愈，但是有从甲亢变成甲减的风险。因此，甲亢的根治或者治愈都是相对的，治疗的目标主要在于用最小的代价，尽量地维持甲状腺功能的长期正常稳定。

132. 甲亢患者饮食上应注意什么？

大部分人都听说过甲亢这个疾病，也都知道甲亢患者不能吃海产品，但是甲亢患者饮食上需要注意的地方有很多，大家可能或多或少都还存在着饮食注意事项的误区。

甲亢是一种高代谢状态的疾病，饮食上应该遵从"三高一忌"的原则。

"一忌"指的是发病初期，甲亢未得到控制时忌食海产品。其实是忌食过多的碘，由于海产品中含有丰富的碘元素，因此甲亢患者在初期最好忌食海产品。甲亢患者本身并不缺碘，也不是碘过量所致，但是由于碘是合成甲状腺激素的必需原料，因此要尽量少摄入。除了海产品，我们现在的食用盐中大部分也添加了碘，尽管含量并不是十分高，但是在甲亢初期或者疾病没有得到有效控制时，还是尽量考虑选择无碘盐。

"三高"指的是高热量、高蛋白质、高维生素。过量的甲状腺激素分泌使得患者的代谢率增加，因此每日要补充足够的热量（碳水化合物），以纠正过度消耗。每日总热量维持在3000～3500kcal，但是要避免一次性摄入过多，加重胃肠道负担，诱发低钾血症。可以在一日三餐的基础上，增加副餐2～3次。患者每天应该摄入蛋白质1.5g/kg，但是应该适当限制动物性蛋白质，由于动物性蛋白质有刺激神经系统兴奋的作用，因此仅应该占蛋白质总量的1/3左右。甲亢的高代谢状态消耗能量从而消耗了大量的酶，导致多种水溶性维生素缺乏，特别是B族维生素。维生素D是保障肠道钙磷吸收的主要维生素，应保证供给。同时还要注意补充维生素 A 和维生素 C，可适当多食动物内脏、新鲜的绿叶蔬菜。为了预防骨质疏松症、病理性骨折等，应该适当增加钙磷的供给，特别是针对症状长期不能得到控制的患者和老年人。应增加矿物质的摄入，如富含钾、镁、锌等的食物。另外，还要适当限制食物纤维，因为甲亢患者初期常伴有排便次数增多或者腹泻等症状，应该适当限制富含食物纤维食物的摄入，例如糠麸、卷心菜、胡萝卜等。

最后，甲亢患者应该做到不抽烟、少喝酒，忌饮浓茶、咖啡等易致兴奋的饮料，少食辛辣等刺激性食物。

133. 服用甲巯咪唑（他巴唑）要注意什么？

甲亢患者常用的抗甲状腺药物包括下列两类药物：咪唑类和硫脲类。咪唑类药物主要有甲巯咪唑（他巴唑）和卡比马唑，其作用机制基本相同，该类药物均可被甲状腺逆浓度差"捕获"而聚集在甲状腺内，都可抑制甲状腺激素的合成，如抑制甲状腺球蛋白中酪氨酸残基的碘化，抑制一碘或二碘酪氨酸的偶联缩合反应，还可抑制免疫球蛋白的生成、淋巴因子和氧自由基的释放，使 TRAb 下降。其中甲巯咪唑更为常用，卡比马唑在国内相对少见。

抗甲状腺药物治疗分为初治期、减量期及维持期，按病情轻重决定剂量。疗程中除非有较严重的不良反应（副作用），一般不宜中断，并定期随访疗效。在停药后 3 月至 1 年内最容易出现复发。

甲巯咪唑服药一定要规律、定时、定量，因甲巯咪唑可以导致患者皮肤过敏、肝功能损伤、白细胞减少（粒细胞减少），还可能引起关节痛、脱发等。所以在治疗过程中，除了要定期监测甲状腺功能，还要注意身体有无皮疹、皮肤有无瘙痒，并且要定期检查肝功能和血常规，一般治疗初期每 7～10 天监测一次，待用药量减少、病情稳定后，可每月复查一次。如果治疗过程中出现纳差、厌油腻、皮肤黄染、发热、咽痛等，应及时就医，警惕药物的副作用。

134. 服用丙硫氧嘧啶要注意什么？

除了咪唑类药物以外，甲亢的抗甲状腺药物治疗中另一类常用的药物是硫脲类，包括丙硫氧嘧啶（PTU）和甲硫氧嘧啶（MTU），其中临床上常用的是PTU。这类药物的作用机制与咪唑类基本相同，主要是抑制甲状腺合成甲状腺激素，PTU 还在外周组织抑制 5′-脱碘酶从而减少 T_4 转换成 T_3，透过胎盘率较甲巯咪唑更小，故在甲亢危象和妊娠早期时首选 PTU 治疗。

PTU 治疗同样分为初治期、减量期及维持期，并且按照病情轻重使用不同药物剂量。用药过程中的注意事项与甲巯咪唑基本相同。由于 PTU 导致肝功能损伤的危害程度大于甲巯咪唑，可能会引起致死性肝衰竭，因此抗甲状腺药物治疗首选的是甲巯咪唑，只有在甲亢危象、妊娠早期以及对甲巯咪唑过敏或者不能耐受者，才会选择 PTU。在整个治疗过程中，均要密切监测肝功能和血常规。此外，PTU 偶可诱导产生抗中性粒细胞胞浆抗体（ANCA），并可导致自身免疫性血管炎，因此在用药过程中还要定期复查肾功能和尿常规、血清 ANCA 等。

135. 应如何处理服抗甲状腺药物治疗后出现的白细胞减少和肝功能异常？

甲亢的抗甲状腺药物治疗总体上来说还是安全的，但是无论是咪唑类药物，还是硫脲类药物，都有一些较为常见的副作用，包括白细胞减少和肝功能异常。而甲亢本身也可以造成白细胞减少和肝功能异常，这就要求在抗甲状腺药物治疗前，必须完善血常规和肝功能检查。如果有轻度异常，可以在抗甲状腺药物治疗的同时，给予升白细胞药物和（或）保肝药物。如果在抗甲状腺药物治疗前，上述两类指标就存在显著的异常，就应该积极对症治疗，待实验室检查指标好转后，再进行抗甲状腺药物治疗。服药后必须做好定期监测，如果出现指标异常，能够及时发现，尽早处理，避免出现机体进一步损伤。

一过性粒细胞减少的发生率为 1%～5%，多发生在用药后的 2～3 个月内，也可见于服药过程中的任何时期。在服药过程中，如果血常规中白细胞或中性粒细胞轻度低于正常参考值下限，需加用升白细胞药物，如利血生、盐酸小檗胺、维生素 B_4 等，鲨肝醇因其还有少量碘，所以要慎用。如果外周血白细胞低于 $3×10^9/L$ 或中性粒细胞低于 $1.5×10^9/L$，则需要停用抗甲状腺药物，并严密观察。如果出现发热、咽痛、关节痛等症状，疑似诊断为粒细胞缺乏时，在排除恶性血液病后，可以给予粒细胞集落刺激因子，并加用有效抗生素，有条件的患者应该消毒隔离，否则会导致严重感染甚至威胁生命。鉴于抗甲状腺药物之间存在交叉反应，应用一种抗甲状腺药物出现粒细胞缺乏症后，禁用其他种类的抗甲状腺药物。

咪唑类和硫脲类药物均可以导致肝功能异常，通常药物减量或者停药后，肝功能可以逐渐好转，但是硫脲类药物丙硫氧嘧啶可能会引起致死性肝衰竭，因此更需要严密监测肝功能。当服药期间肝功能轻度升高的时候，可以加用保肝药物治疗。如果肝功能升高严重（正常值 3～5 倍以上），应该把抗甲状腺药物减量或者停用，加强保肝治疗。待肝功能恢复正常后，再决定下一步的治疗方案。

136. 为什么甲亢患者在药物治疗过程中会出现甲减？

很多甲亢患者在治疗过程中会出现 FT_3 和 FT_4 水平降低、TSH 水平升高的情况，即化验单提示甲减。为此有些患者会很疑惑，明明自己是甲亢患者，为什么突然又变成甲减了？是不是疾病本身发生了改变？还是自己同时得了甲亢和甲减两种疾病？

其实甲亢患者使用抗甲状腺药物治疗过程中出现甲减，并不少见，我们称为药物性甲减。其原因并不是疾病发生了改变，也不是同时得了甲亢和甲减两种疾病，而是跟所服用的抗甲状腺药物有关，药物剂量相对过大即可导致甲减。在前面的几个问题中，我们介绍了抗甲状腺药物的作用机制，主要是抑制甲状腺激素合成，使得 FT_3、FT_4 水平下降，如果药物剂量偏大，过度抑制甲状腺激素合成，使 FT_3、FT_4 水平下降过多，负反馈作用减弱会使 TSH 水平升高，甚至高于正常。如果甲亢治疗中出现这种情况，我们就应该酌情减少抗甲状腺药物的剂量了，有些患者还可能会考虑联合应用左甲状腺素（优甲乐）治疗，以维持甲状腺功能的正常。

这种化验指标提示的甲减，通常是暂时性的，并不会造成永久性甲减，调整抗甲状腺药物剂量后，绝大部分患者甲状腺功能都可以恢复正常。因此，患者不用过分担心，遵从医生医嘱，及时调整药量，按时复查即可。切不可因为害怕甲减，而自行减药或者中断治疗。

137. 什么时候 Graves 病患者可以停药？

目前我国大部分 Graves 病患者初次治疗时，还是以抗甲状腺药物治疗作为主要的治疗手段，通常患者都知道要规律服药，定期复查，那么究竟服药到什么时候，就可以停药了呢？相信很多患者都存在这样的疑问。

一般情况下，甲亢的抗甲状腺药物治疗是长程治疗，分为初治期、减量期及维持期。既然选择了抗甲状腺药物治疗，就要作好打持久战的准备。一般治疗周期是 1.5～2 年，有的患者疗程可能甚至更长。疗程不够就擅自停药，可能会增加甲亢复发的风险。患者必须同时满足几点，才可以停药。（1）患者甲状腺功能恢复正常，症状完全缓解。（2）药物剂量为最小维持剂量。一般甲巯咪唑10mg/d 或者丙硫氧嘧啶 100mg/d 及以上的剂量属于治疗剂量，低于上述剂量属于维持剂量。甲亢患者的每日用药量最好达到最小维持剂量，并且稳定数月，方能考虑停药。（3）TRAb 是反映甲亢活动程度的一个指标，如果转阴则说明甲亢缓解的可能性大，复发概率相对小。相反，高滴度 TRAb 的甲亢患者，建议适当延长疗程。

如上所述，甲亢患者需要同时满足数项指标才可以考虑停药，因此患者能否停药必须听从医生的建议，千万不可擅自停药或减量，否则甲亢很容易复发，或者会给身体带来更多的伤害。

138. Graves 病患者停药后如何定期复查？

Graves 病患者在经过漫长的治疗，终于可以停药后，往往松了口气，觉得甲亢已经治愈,生理上和心理上都轻松了许多。但是停药后仍然需要定期复查,不能麻痹大意。因为抗甲状腺药物治疗有其自身特点,就是治愈率低,复发率高。

Graves 病患者经过系统的抗甲状腺药物治疗,停药后血清 TSH、FT_3、FT_4 维持在正常水平 1 年以上,称为 Graves 病缓解。而在病情缓解后,甲亢病情又有反复,称为复发。主要发生于停药后的第 1 年,停药 3 年后则明显减少,因此患者停药后应该定期复查。一般情况下,在停药初期,每个月应该监测一次甲状腺功能。停药半年后,可以每 3 个月监测一次。停药一年后,至少每半年监测一次。甲状腺功能始终都能够维持在正常范围内的患者,可以逐步放宽至一年复查一次。同时,部分患者还要定期进行甲状腺超声检查,每半年至一年复查一次,特别是那些有甲状腺结节或者甲状腺实质回声不均匀的患者。千万不要凭自己的感觉,认为没有什么临床表现,就自以为甲亢没有复发。一般甲亢的症状和甲状腺功能的改变并不一定同时出现,可能只有身体不舒服,但甲亢已经复发很久了。也可能自认为甲亢复发了,但实际上甲状腺功能并没有异常,而是其他疾病导致的临床症状。

139. Graves 病患者停药后复发怎么办?

正如上个问题我们所介绍的那样,甲亢患者的抗甲状腺药物治疗具有治愈率低、复发率高的特点,因此要求患者停药后必须定期复查甲状腺功能,部分患者还需要定期复查甲状腺超声,不能放任不管,不能停药后不再复查,也不能单凭自己的感觉来判断是否甲亢反复。一旦 Graves 病患者复查时,发现自己甲状腺功能再次出现异常,就可能提示甲亢复发。这样的病例并不少见,有些患者反反复复很多次。一般停药时甲状腺仍然偏大、TRAb 没有完全转阴、服药时间短、没有遵医嘱擅自停药等,都是容易复发的危险因素。

停药后有的患者甲状腺功能仅仅是 TSH 低于正常值,而 FT_3、FT_4 仍然正常者,可以暂时不做特殊处理,但应该增加复查频率,同时继续低碘饮食、避免劳累。如果 FT_3、FT_4 也明显升高,提示甲亢确实复发了,需要临床上进一步处理。要鼓励患者,切不能让患者失去对医生和治疗的信心。在做好一般治疗的同时,患者还面临着抗甲状腺药物、放射碘治疗、手术治疗三种方法的选择。这时,可能抗甲状腺药物治疗就能作为首要选择了。因为患者的药物治疗并不能达到根治甲亢的目的,尽管服药后可能甲状腺功能仍然可以控制在正常范围内,但是在减药过程中,或者停药后,还是有甲状腺功能指标波动、甲亢复发的可能性。因此,甲亢复发患者可能更倾向于首选放射碘或者手术治疗,从而达到根治的目的,避免甲亢的复发。即使患者依旧选择药物治疗,也要像首次治疗一样,进行全面评估,定期监测血常规、肝功能等,定期复查甲状腺功能,同时应该延长药物治疗时间。再次停药后,更需要加强随访。

140. 甲亢患者停药后饮食和生活如何安排？

甲亢患者经过治疗后，各个器官功能恢复正常，临床症状消失，甲状腺功能转为正常。患者从心理和生理上，都可以恢复到发病前的健康状态。只要甲亢治愈，就和平常人一样，不会对今后的身体健康、学习及工作产生过多不良影响。但是甲亢仍然有复发的风险，特别是抗甲状腺药物治疗的患者，存在一定的复发概率。所以，即使停药后，患者也要定期去医院复查，并且饮食和生活也不能放松，要合理膳食，适当运动。饮食上，不用绝对忌碘，可以食用加碘盐，但是要避免大量摄入含碘丰富的食物。同时要戒烟，少饮酒。合理安排作息时间，保持精神放松，避免精神过度刺激，注意劳逸结合，坚持适度的体育锻炼，以有氧运动为主，远离亚健康状态。

141. 甲状腺功能正常停药后的甲亢患者可以吃海产品等含碘丰富的食品吗？

很多患者在甲亢治疗期间，饮食控制严格，按照医生嘱托，坚持低碘饮食。等到甲亢好转并且停药后，觉得疾病已经治愈，于是就不再限制海产品的摄入，甚至还比发病前吃得更多，这其实是一种错误的做法。

我们知道，碘是合成甲状腺激素的原料，小剂量的碘有利于甲状腺激素的合成，但是使用大剂量的碘会使甲状腺激素的合成和释放均减少。反馈性引起脑垂体分泌促甲状腺激素增加，使得甲状腺产生肿大，以代偿甲状腺功能。某些患者在甲状腺增生的基础上又持续大剂量摄入碘，则甲状腺激素的合成和释放又会继续增加，产生碘甲亢。

因此，在甲亢治疗好转并且停药后，可以正常食用加碘盐，适当吃一些海产品，这是有益的。但是如果摄入过多，不加以控制，则对身体不利，甚至可能导致甲亢复发。

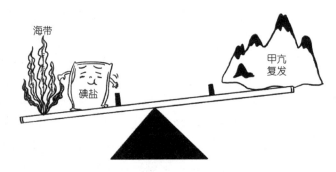

142. 甲亢患者治疗期间如何运动？

甲亢患者在明确诊断之后，都很关心运动的问题，是应该多休息，避免一切体育活动或者体力劳动，还是应该多去锻炼身体，增强身体素质？很多患者都存在着类似的疑惑。

甲亢的发生，本质上是甲状腺激素合成和释放增多，导致患者各个脏器和系统功能亢进。所以，理论上来讲，应该尽量减少不必要的活动，不要进一步加重身体的负担。特别是合并周期性瘫痪的患者，过多的运动还容易诱发低钾血症。当然，所谓的注意休息，并不是让患者绝对卧床，轻松休闲的运动还是可以进行的。学生在校学习期间，要适当减少体育课，不做剧烈活动，而需要长期休学的情况是极其少见的。

在病情不稳定或者较严重的时候，要慎重进行运动。待病情平稳后，在医生的指导下，可以考虑开始恢复运动，但是一定要量力而行。适当运动可以帮助患者调整情绪，使患者的紧张、焦虑等不良情绪得以缓解，还可以增加机体免疫力，提高身体对外界的适应能力。通过全身运动，使得骨骼、肌肉、血管功能增强，有利于疾病的恢复。运动以轻到中度的有氧运动为主，如快走、慢跑等，长时间剧烈的运动或者无氧运动则应该尽量避免。

143. 甲亢患者何时选择放射碘治疗？

放射碘治疗使用的是放射性同位素 ^{131} 碘（^{131}I），它具有与普通碘一样的生理、生化功能，参与甲状腺内的代谢，在甲状腺内的有效半衰期为 3 ～ 5 天。^{131}I 能够发出 β 射线，射程 2 ～ 3 毫米，大剂量的 ^{131}I 使部分甲状腺受到抑制和破坏，起到类似甲状腺部分切除的效果，使得甲状腺激素合成减少。放射碘治疗后，2 ～ 3 个月内可使甲状腺滤泡细胞坏死，胶体消失，腺体纤维化，从而达到治疗甲亢的目的。由于 β 射线的射程非常短，其电离作用只限于甲状腺组织本身，一般不会造成其周围组织的辐射损伤。

在前面的问题中，我们介绍过甲亢的几种治疗方法，其中就包括放射碘治疗。一般来说，成年甲亢患者，都可以选择放射碘治疗，特别是存在下列情况者：抗甲状腺药物疗效差或者多次复发；抗甲状腺药物过敏或出现其他严重的副作用；有手术禁忌证或手术风险高；有颈部手术或外照射史；病程较长；老年患者（特别是伴发心血管疾病者）；合并肝功能损伤；合并白细胞减少或血小板减少；合并周期性瘫痪；合并心房颤动；计划半年后妊娠者。以上情况都适合放射碘治疗。该治疗方法的有效率比较高，如果仍然未能治愈，可考虑第二次放射碘治疗。

144. 甲亢患者进行放射碘治疗前，需要做哪些准备？

放射碘治疗是由核医学科医师进行的，通常会根据当时患者的情况、甲状腺的大小及甲状腺摄碘率来计算药物剂量，经过综合评估后，通过口服途径进行放射碘治疗。一般经过一次治疗后，甲亢得以缓解，如果疗效不好的，可以进行第二次治疗。为了获得最佳治疗效果，避免不良反应发生，治疗前要做好充分准备：①治疗前 1～2 周内应禁食富含碘的食物和药物；②停用抗甲状腺药物 1 周以上，但老年、合并有严重并发症或血清 FT_4 显著增高的患者通常停用 2～3 天即可；③核医学相关检查，如检查甲状腺摄碘率、甲状腺放射性同位素显像等，用以了解甲状腺形态、大小、有无结节、结节性质以及计算甲状腺重量等；④甲状腺超声，帮助鉴别诊断甲亢病因和计算甲状腺重量；⑤检查肝肾功能、心电图、血尿常规等，用以了解全身情况，有无合并其他疾病等；⑥育龄期女性需要排除妊娠的可能性；⑦治疗当天要空腹，避免食物影响放射碘的吸收；⑧所有患者在放射碘治疗前宜使用 β 受体阻滞剂，尤其是老年患者，或静息心率超过 90 次 / 分者，或合并有心血管疾病等全身性疾病者。

以上就是放射碘治疗前需要做的常规准备，因此一般对于初发初治的甲亢患者，医生都会详细告知几种不同的治疗方法，让患者全面了解每种方法的利弊得失，以选择最合适的治疗方法，减少治疗过程中所走的弯路。同时患者也要了解，不同的治疗方法是由不同的科室进行的，不同的治疗方法所需要做的检查也不是完全相同的。

145. 放射碘治疗后，Graves 病可能发生哪些变化？

国内外医生均认为放射碘治疗是一种安全、有效、简单的治疗甲亢方法，甚至在一些医院被作为首选治疗方法，其治愈率和有效率较高。当进行了放射碘治疗后，Graves 病肯定会发生变化，无外乎三种可能性：甲亢治愈、甲亢仍然存在、甲减。这些结果跟放射碘治疗所用的剂量密切相关，而放射碘的剂量又是根据甲状腺功能结果、摄碘率、甲状腺大小等指标估算出来的。放射碘治疗后，需要监测甲状腺功能变化，在医生的指导下定期复查。

放射碘治疗后的主要并发症就是甲减，这是患者较为担心，也是不首选放射碘治疗的最主要原因。由于医生给予的放射碘剂量不同，对治疗后早发甲减的处理情况不同，甲减的发生率在各地也不相同。放射碘治疗后的甲减，既不罕见也容易诊断，所以病友们不必太担心。一般放射碘治疗后的甲减有暂时性和永久性两种。暂时性甲减在一段时间后能够自行恢复，可以短时间内应用甲状腺激素替代治疗，甚至不需要治疗，通常数月后可以恢复。而永久性甲减则很难自行恢复，需要终身甲状腺激素替代治疗。目前多数专家的观点认为，放射碘治疗甲亢后出现的甲减，被认为是甲亢治愈的一个衡量指标。因此，患者不要因为过度担心甲减的问题，而拒绝放射碘治疗。或者始终犹豫不决，错过最佳治疗时机。

还有些患者，在经过一次放射碘治疗后，甲亢症状没有得到完全缓解，甲状腺功能指标仍然异常；或者甲亢控制一段时间后，又复发了。这些往往都是与放射碘剂量有直接关系。剂量大时，甲亢治愈率高，不易复发，但是甲减风险随之增高。剂量偏低时，则正好与之相反。一般来说，经过一次放射碘治疗，甲亢未得到治愈或者又出现复发的患者，仍然可以选择再次放射碘治疗，时间间隔一般是 3～6 个月。

146. 甲亢患者不能进行放射碘治疗的情况有哪些？

放射碘治疗周期短，疗效肯定，越来越被广大医生和患者认可，行放射碘治疗的患者也越来越多，但是并非所有甲亢患者均适合该种治疗方法，有些患者是不能进行放射碘治疗的。

放射碘治疗的禁忌证如下。（1）妊娠和哺乳期妇女：因为母体摄入放射碘后，可以通过胎盘或者乳汁进入胎儿或者婴儿的甲状腺，造成胎儿或者婴儿的甲状腺被破坏，使孩子出现甲减，甚至发生呆小病。（2）确诊或可疑有甲状腺癌患者：需要明确甲状腺结节性质，如果确认为恶性，首选治疗方法是手术治疗。

不优先选择放射碘治疗的情况：（1）结节性甲状腺肿伴甲亢的患者，应该首先考虑手术治疗，因为放射碘治疗后，虽然可以奏效，但是甲状腺肿一般缩小不显著，结节不易消除；（2）甲状腺明显肿大患者，有压迫症状，或者向胸骨后伸展，放射碘治疗后，压迫症状不易消除，有的反而会使症状加重；（3）重度甲亢，采用放射碘治疗可导致甲状腺破坏，大量甲状腺激素释放入血，使原有甲亢症状加重，还容易诱发甲亢危象，这种患者通常应先用抗甲状腺药物治疗，病情稳定后再行放射碘治疗；（4）中重度或活动期甲状腺相关眼病患者；（5）既往曾认为儿童和青少年属于放射碘治疗的禁忌人群，但是目前在欧美国家，青少年应用放射碘治疗的患者比例逐渐增多。

147. 甲亢患者进行放射碘治疗，需要隔离吗？

放射碘治疗所用的 ^{131}I 能量低，在甲状腺组织的射程仅仅数毫米，穿透能力弱，不损害其他组织。甲亢患者摄碘率高，服药后大部分 ^{131}I 浓聚在甲状腺组织中，其余的小部分也将在 24 小时内随尿液排出。因此，对于患者本身和他人均不会造成伤害。^{131}I 的有效半衰期为 3～5 天，因此经过数天的时间后，体内各个组织中的残留 ^{131}I 就很低了，所以不需要专门的住院隔离，只要稍微注意一下跟他人的密切接触即可。刚做完放射碘治疗的 1～2 周内，与患者进行接触的人，最好保持 1 米左右的间隔。如果有条件的话，患者最好单独居住一室。如果家中有孕妇或者儿童，最好注意避免接触。由于大部分 ^{131}I 随尿液排出，建议患者如厕时采用坐式，避免尿液溅出造成污染，如厕后用水多冲几次马桶。患者的唾液和汗水中也会含有极少量的 ^{131}I，所以最好有个人使用的餐具和毛巾。女性患者在放射碘治疗 6 个月后，才能考虑妊娠。

148. 手术治疗适用于什么样的 Graves 病患者？

手术治疗也是一种常用的甲亢治疗方式，有效率高，复发率低，但是患者也会出现永久性甲减。适合选择手术治疗的 Graves 病患者包括：有压迫症状、胸骨后甲状腺肿、中度以上的原发性甲亢；经内科规范治疗效果不佳者；对抗甲状腺药物产生严重不良反应者；不愿或不宜行放射碘治疗或放射碘治疗效果不佳者；合并甲状腺恶性肿瘤或原发性甲状旁腺功能亢进症者；伴有中重度甲状腺相关眼病、内科治疗效果不佳者；有主观愿望要求手术治疗以便在较短时间内达到治愈甲亢的患者。

甲亢患者的手术治疗属于择期手术，必须进行充分的术前准备，力求减少术中出血和术后并发症。对于年老体弱或者伴有严重心、肺、肝、肾疾病患者，往往难以耐受手术。年龄相对较小、症状较轻的患者，同样也不是手术治疗的首选对象。

149. 做了甲状腺手术后，常出现肌肉抽搐，这是怎么回事？

既往甲亢患者手术后，特别是双侧甲状腺全切除或者大部分切除术后，有些患者会出现肌肉抽搐，以四肢显著，这可能是由于甲状旁腺受到损伤，导致甲状旁腺功能减退症（简称为甲旁减），甲状旁腺激素释放减少，造成血钙降低，从而引起四肢和肌肉抽搐。随着对于甲状腺和甲状旁腺解剖结构的不断认识，手术技术的不断改进，术后肌肉抽搐的发生风险逐渐下降。

甲状旁腺组织紧邻甲状腺，手术时容易损伤到甲状旁腺组织的血运，或者意外切除了甲状旁腺组织。症状多出现在术后 48 ～ 72 小时。临床上，根据甲状旁腺损伤程度的不同，把甲状旁腺的损伤分为暂时性和永久性两类。暂时性的损伤，多为结扎了甲状旁腺的部分血管，逐渐代偿后甲状旁腺功能可以恢复正常。若术中误切了 2 个以上的甲状旁腺，则会出现永久性甲旁减，目前通常需要使用钙剂和维生素 D 进行终身治疗，未来或许有望采用甲状旁腺激素替代治疗。

150. 伴有妊娠的 Graves 病患者手术应该在什么时候进行？

Graves 病的女性患者也是可以妊娠的，但是最好是在病情控制稳定后再妊娠。但是有些女性由于各种原因，在 Graves 病尚未得到完全控制的情况下意外妊娠，或者在妊娠期发生 Graves 病，也应该积极治疗。妊娠期间的治疗方式有抗甲状腺药物治疗和手术治疗，放射碘治疗则是禁止的。

妊娠期间原则上不选择手术治疗，如果确实需要，建议在妊娠中期（孕4 ～ 6 个月）进行，这是手术的最佳时间。妊娠期间采用手术治疗甲亢的适应证为：（1）对抗甲状腺药物过敏者；（2）需要大剂量抗甲状腺药物才能控制甲亢病情者；（3）患者不宜应用抗甲状腺药物治疗。手术时还需要测定孕妇的 TRAb 滴度，以评估胎儿发生甲状腺功能异常的潜在风险。妊娠早期或者晚期手术，可能会对胎儿的生长发育造成影响，并容易出现流产、早产等不良妊娠结局。

151. 甲亢患者手术后应如何做定期复诊？

在甲亢的治疗方法中，手术也是某些患者比较常见的治疗选择。通过部分或者全部切除甲状腺组织，达到治疗甲亢的目的，一般治愈率高，复发率低。术前准备通常包括需要进行一段时间的抗甲状腺药物治疗。

做完手术以后，并不是"万事大吉"，可以不再关注甲状腺功能了，还是需要定期复查，了解甲状腺功能，看看甲亢是否治愈，是否出现了甲减。对于术前有甲状腺结节的患者，还要定期复查甲状腺超声。由于甲亢的手术治疗，可能会损伤喉返神经或者甲状旁腺，因此术后需要注意有无声音嘶哑、饮水呛咳、四肢肌肉抽搐等临床表现，并需要在术后注意复查血钙磷水平。

152. 儿童得了甲亢，最好选择什么样的治疗方式？

本问题中的儿童，包括新生儿、婴幼儿、儿童以及 18 岁以下的青少年，年龄跨度很大，均可患甲亢，但是发生率还是要远低于成年人的。发病年龄集中在青春期前及青春期的儿童和青少年，女孩子的比例要高于男孩子。临床表现与成年人类似，但是也有自身特点，年龄越小，与成年人的差异越大。有些儿童并不能准确表述自己的不适，往往是由家长发现，因此有些患者就诊相对较晚。绝大部分儿童甲亢对生长发育的影响不大，经过适当的治疗，儿童的终身高、体重、智力、青春期进程等，与同龄人相比，不会有什么差别。

儿童甲亢的治疗方法也是抗甲状腺药物治疗、放射碘治疗及手术治疗三种方法，但是首选的治疗方法应该是抗甲状腺药物治疗。只有抗甲状腺药物治疗不能耐受，不能坚持服药，或者治疗效果不满意的时候，才考虑另外两种治疗方法。年龄过小的患儿，不建议采用放射碘治疗。抗甲状腺药物中，由于甲巯咪唑的副作用相对较小，并且每天只需服用一次，通常作为儿童甲亢患者的首选用药。

儿童患者使用抗甲状腺药物治疗的疗程通常要比成年人更长，服药时间一般超过两年，需要连续服药，有些甚至要持续到成年期。儿童甲亢复发者要比成年人更为常见，所以患者及其家长要充分了解病情，做好心理准备，不要过于焦虑和不安。

153. 老年人患了甲亢，治疗上有什么注意事项？

甲亢在老年人中并不少见，老年患者与中青年患者相比，有其自身特点，其临床表现和实验室检查均不是十分典型，很多是因为心脏不适或者腹泻就诊，容易漏诊和误诊。老年甲亢患者的特点包括：①发病隐匿，高代谢综合征和神经系统兴奋表现不典型，甚至常表现为淡漠型甲亢；②甲状腺大多是轻度肿大，甚至不肿大，合并甲状腺结节者较多；③常突出某一系统症状，特别是心血管和消化系统；④甲亢突眼者少见；⑤实验室检查中往往 T_3、T_4 水平增高的程度较轻，甚至有些患者摄碘率正常；⑥合并其他系统疾病者多见。

常用的三种治疗方法中，选择抗甲状腺药物治疗者居多，但是由于患者甲状腺激素增高的程度较轻，起始用药剂量通常需要略低于中青年患者。患者常同时合并多种慢性疾病，其他科室用药较多，因此抗甲状腺药物带来的肝功能或者血常规的异常，需要格外重视，监测也要更频繁一些。

154. 女性甲亢患者可以怀孕吗？何时怀孕为佳？

甲亢好发于中青年女性，而她们正好也是育龄期女性，面临着结婚和生育的问题。甲亢是一种全身性疾病，可以累及身体各个系统和器官，生殖系统也不例外。甲亢女性的性激素水平可能会发生变化，影响子宫内膜周期性变化，可出现月经紊乱、稀少、闭经，甚至没有排卵。但是如果病情较轻，月经也可以正常，对排卵影响相对较小。

因此，甲亢女性是可以怀孕的，但是甲亢病情没有得到良好控制的女性，卵巢功能不正常时，不容易怀孕，也不适宜怀孕。即使怀孕了，也容易发生流产、早产、胎儿生长发育异常等一系列问题。所以甲亢女性一定要掌握好怀孕时机，不能过于着急。通常应该认真治疗甲亢，待甲亢病情控制稳定或痊愈后再妊娠最为理想。一般抗甲状腺药物治疗停药半年，或者放射碘治疗、手术治疗将甲亢治愈后半年，才可以妊娠。如果因为年龄或者其他因素，在抗甲状腺药物治疗期间，计划妊娠者，先要积极控制甲亢，并在妊娠期间合理使用抗甲状腺药物，规律进行复查。妊娠期间做好产前检查，注意胎儿和母体情况，防止妊娠并发症的发生。

155. 男性甲亢治疗期间，其配偶可以怀孕吗？

甲亢多见于女性，并且可能会对女性生殖系统有所影响。但是在日常临床工作中，男性患者，特别是中青年男性也不少见，这些患者同样对于能否生育、是否会影响到第二代非常关心。

甲亢没有得到有效控制的时候，雄烯二酮向睾酮、雌酮向雌二醇、睾酮向双氢睾酮的转化率均增加。雄激素向雌激素的转化率增加可能是一部分男性甲亢患者发生男性乳腺发育和勃起功能障碍的原因，从而可能会影响到妊娠。在医学研究中，男性甲亢患者对于下一代各个方面影响的临床研究资料比较少，缺乏高质量、大规模的循证医学证据。但是在日常的临床诊疗中，只要男性患者的甲亢得到了控制，其配偶是可以妊娠的，没有发现他们的下一代患病比健康人群高。因此，甲亢患者治疗期间，只要甲亢得到良好控制，并不影响妊娠。患者不用过分担心甲状腺功能、抗甲状腺药物对于生殖健康的不良影响。

156. 妊娠期确诊患了甲亢，需要流产吗？

甲亢在育龄期女性中高发，有些患者是在妊娠前就已经发现患有甲亢，另一些患者则是在妊娠期诊断的，这类女性由于处于妊娠阶段，又是刚得知自己患病，缺乏疾病相关的知识，更容易产生紧张、焦虑等情绪变化。因此，对于妊娠期间发现甲亢的女性，需要谨慎对待，密切监测母婴情况，选择最适当的治疗方式。

并不是所有妊娠期间发现的甲亢患者，都必须得做流产处理。导致妊娠期间甲亢患者需要进行人工流产的主要原因可以归结为两个方面。首先，继续妊娠可能对母体产生重大影响，甚至可能危及生命。这种情况下，继续怀孕可能会加重母体的疾病情况。其次，需要考虑胎儿的问题，如果存在胎儿畸形或者不良妊娠的高风险，那么进行人工流产是一个选择。

对于这些患者，要评估甲亢病情的轻重程度，如果病情重，孕妇已经有心脏扩大、恶性心律失常、心功能不全等，随着妊娠进程发展，心脏负担逐渐加重，很可能会威胁到孕妇的生命安全。如果处于妊娠早期，应该考虑人工流产。有些患者在妊娠早期胃肠道反应严重，恶心、呕吐明显，不能正常进食，很难做到按时按量服用抗甲状腺药物，这样会加重病情。同时心理、生理负担重，调整药物、观察病情都比较困难，则最好终止妊娠，等待甲亢病情控制稳定后再次妊娠。

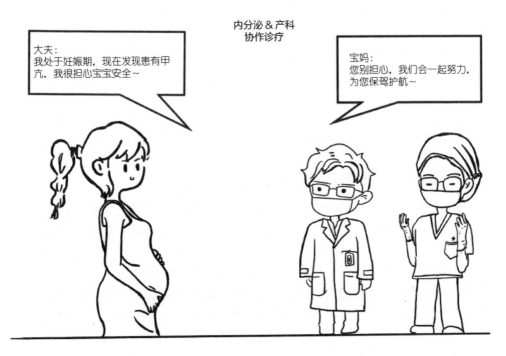

另外，一些妊娠患者因为近期应用过放射性同位素碘的检查或者放射碘治疗，考虑到放射性同位素碘对胚胎发育的潜在影响——有可能造成胎儿畸形，必要时在妊娠早期采取人工流产是一个相对比较合理的选择。否则，在妊娠中期发现胎儿畸形，或者在出生后发现异常，则会增加很多不必要的问题。

157. 孕妇甲亢，吃抗甲状腺药物需要流产吗？

对于育龄期女性甲亢患者，最理想的妊娠时机是等待甲亢治愈后，或者停药观察半年以上没有复发的情况下，再考虑妊娠。当然，由于各种原因，很多女性患者只能在服药期间妊娠，或者是在妊娠期才被诊断出，需要服用抗甲状腺药物治疗。她们会对服用抗甲状腺药物产生很多顾虑，怕药物对胎儿有影响，不吃药又怕甲亢病情影响妊娠，进而陷入两难境地。

其实，不是所有服用抗甲状腺药物治疗的孕妇都需要流产，也可以考虑在医生的指导下，严密监测母婴情况下继续妊娠。在前面的问题中，我们提到抗甲状腺药物主要有两种：甲巯咪唑和丙硫氧嘧啶（PTU）。其中 PTU 透过胎盘相对较少，而甲巯咪唑透过胎盘相对较多。有报道显示，甲巯咪唑在妊娠早期可能会导致胎儿神经管畸形、鼻面部及头皮缺损。上述畸形绝大部分出现在妊娠早期，所以通常在妊娠 10 周内，尽可能避免使用抗甲状腺药物治疗，如果不得不使用药物治疗，首选的是小剂量PTU。然而，由于 PTU 有导致致死性肝衰竭的风险，所以妊娠中晚期还是可以考虑改用甲巯咪唑治疗。

此外，胎儿的甲状腺在妊娠中期才能自成系统，逐渐完整，有自主分泌足够甲状腺激素的功能。此时母体服用抗甲状腺药物，药物透过胎盘后，可能会影响到胎儿的甲状腺功能，甚至有可能造成胎儿甲减。所以妊娠期间，要密切监测母体甲状腺功能，尽可能应用最小剂量的抗甲状腺药物，并将母体甲状腺功能维持在接近正常水平。

综上所述，不是所有服用抗甲状腺药物的孕妇都需要流产。整个妊娠期，要在内分泌科和产科医师的指导下，进行监测和药物调整，定期复查。

158. 母亲甲亢会导致孩子甲亢或甲减吗？

甲亢的女性患者，经过妊娠，分娩出的下一代是否会出现甲状腺功能异常，这是患者和家属非常关心的一个问题。事实是甲亢母亲分娩出的孩子，出现甲状腺功能异常的机会，还是要略高于正常母亲分娩出的孩子。

甲亢母亲分娩出的孩子，甲状腺功能异常表现不仅有甲亢，还可能有甲状腺功能减退症、低 T_4 血症等。导致孩子出现甲状腺功能异常的原因比较复杂，受到多方面因素影响。当母体的 TRAb 通过胎盘刺激胎儿甲状腺为主时，可表现为胎儿或者新生儿甲亢；当母体服用的抗甲状腺药物透过胎盘并发挥作用为主时，可表现为胎儿或者新生儿甲减；当两者的作用同时存在时，可能表现为甲状腺功能正常或者迟发性甲亢。

因此，甲亢女性妊娠时，必须监测甲状腺功能和 TRAb，而新生儿出生后也要检查甲状腺功能。

159. 母亲甲亢对孩子发育有影响吗？

上面问题介绍了，母亲甲亢，可能会影响到孩子的甲状腺功能，表现为不同形式的甲状腺功能异常，所以新生儿应定期进行检查，包括生长发育情况和甲状腺功能。注意有无相关的临床表现，如吃奶量异常、体重变化异常、排便异常、躁动、腹胀、黄疸不退、喂养困难等。及时发现问题，及时就诊，从而使甲状腺功能异常对孩子的不良影响降到最低。当然，如果孩子的甲状腺功能始终正常，那就和其他正常孩子没有任何区别，是不会因此影响到孩子的正常发育的。

160. 孕妇甲亢如何治疗？治疗注意什么？

孕妇的甲亢治疗有别于其他人群，由于涉及母婴的共同安全，因此需要内分泌科和产科协作诊治。同时孕妇又容易有紧张、焦虑等情绪变化，还需要医生和家属进行安抚和心理疏导，使孕妇对于疾病本身有充分而正确的认识，尽量消除恐惧情绪。

妊娠期通常也是需要多注意休息，并且在妊娠期不宜限碘过于严格。治疗方法的选择上，禁用放射碘治疗，也不主张手术治疗，只有在孕妇对于抗甲状腺药物过敏、药物治疗效果不佳、需要大剂量药物才能控制病情时，才考虑手术治疗。

孕妇的首选治疗方式是抗甲状腺药物治疗，治疗原则是既要有效控制甲亢病情，又要确保胎儿的正常发育和母体的分娩安全。抗甲状腺药物应该用最小的有效剂量，尽可能在短时间内使甲状腺功能恢复到接近正常范围，从而保证母体和胎儿的健康。

（杨进　田勃　洪天配）

第四章

长期相伴的甲状腺
功能减退症

161. 什么是甲减？

甲减是甲状腺功能减退症的简称，是指由于各种原因引起的甲状腺合成和（或）分泌甲状腺激素的功能缺陷，以致血液中甲状腺激素缺乏，或无法发挥正常生理效应，导致机体多个系统出现问题，并出现一系列代谢紊乱和不适症状。

甲减是常见的内分泌系统疾病之一，而且随着生活节奏的改变、环境变化等因素，甲减的患病率呈现出明显升高的趋势。国外报道，甲减的患病率在 3.1% ~ 10%。我国最新的 31 个省 / 直辖市 / 自治区甲状腺疾病流行病学调查显示，甲减（包括亚临床甲减）的患病率为 13.95%，女性的患病率明显高于男性。不同的研究显示，女性的患病率为男性的 5 ~ 8 倍，而且各个年龄层均可罹患该病，患病率随年龄的增加而逐渐上升。甲减的患病率也有地区和种族的差异，碘缺乏地区的患病率明显较碘供给充分的地区更高。

此外，随着检验方法的不断改进，亚临床甲减的检出率也显著增加。亚临床甲减是指血中促甲状腺激素（TSH）水平升高而甲状腺激素水平正常，这个时候患者仅仅表现为化验指标异常，而一般不会出现临床症状。我国亚临床甲减的患病率为 12.93%，临床甲减的患病率为 1.02%。由于甲减的总体患病率如此之高，因此提高对于甲减的认识十分必要。

162. 甲减可由哪些原因引起？

导致甲减的原因十分复杂，一般临床上根据甲减的起源，将其分为三大类。

（1）原发性甲减　因甲状腺本身疾病引起的甲减称为原发性甲减，主要由于甲状腺组织破坏或者甲状腺合成甲状腺激素障碍所致，这一类甲减占全部甲减的 90% ~ 95%。其病因包括先天性甲状腺发育异常、先天性甲状腺激素合成障碍、各种各样的甲状腺炎导致甲状腺破坏、抗甲状腺药物剂量过大、用于治疗非甲状腺疾病但可引起甲减的药物（如碳酸锂、胺碘酮、干扰素-α、白细胞介素-2、酪氨酸激酶抑制剂等）、甲状腺放射性治疗、甲状腺部分或者全部切除术后、碘缺乏等。

（2）中枢性甲减　源于垂体病变的甲减通常继发于 TSH 水平的降低，这一类甲减称为中枢性甲减或者继发性甲减。病因可见于垂体肿瘤、垂体缺血、垂体出血、垂体手术、头部放射治疗后、垂体炎、垂体感染等。

（3）甲状腺激素抵抗综合征　甲状腺激素抵抗主要是身体的组织器官对于甲状腺激素的作用不敏感所致，具有家族遗传倾向。

甲减可见于各个年龄层，并且甲减的患病率随年龄的增加而逐渐上升。因此，也可以按甲减起病时的年龄来对甲减进行分类，分为呆小病、幼年型甲减及成年型甲减（具体内容可见本章问题 166）。在各种类型的甲减中，成年型和幼年型甲减既可原发于甲状腺本身病变，也可继发于垂体病变，而呆小病则通常为原发性甲减。

163. 出现哪些症状时要怀疑甲减？

　　甲减是较常见的内分泌疾病，但患者往往首先就诊于非内分泌专科，这与甲减可以导致的多种多样的症状直接相关。甲减症状的轻重程度取决于起病的缓急、激素缺乏的速度和程度，且与个体对甲状腺激素减少的反应差异性有一定关系。即使严重的甲状腺激素缺乏，其临床症状也可以很轻微。甲减可以累及全身多个系统，具体症状包括：

　　（1）一般表现　常见的症状为面色苍白、畏寒、乏力、表情淡漠、反应迟钝、声音嘶哑、水肿、体重增加、鼻翼增大、唇厚和舌大等。

　　（2）皮肤　苍白或蜡黄，少汗，皮肤粗糙、脱屑，缺乏弹性。可有毛发稀疏、脱落。指（趾）甲脆而增厚、变色、变硬、角化过度或凹凸不平。甲减会导致透明质酸和黏多糖在真皮层聚积而引起黏液性水肿，以眼周、锁骨上窝、手足背等部位的皮肤较为明显。

　　（3）神经系统　常见智力减退，记忆力、注意力、理解力及计算力均下降，严重者智力障碍，老年患者在脑血管病变的同时更易出现痴呆。成年型甲减患者常有听力下降，呆小病患者可以出现神经性聋哑。患者感觉灵敏度也降低，有些患者有感觉异常，表现为刺痛或灼痛。嗜睡在患者中十分常见，严重者甚至出现昏迷。患者多安静温和，精神抑郁，有时多虑而呈现神经质表现。可以伴有痴呆、幻想、木僵、昏睡、惊厥等。黏多糖和黏蛋白沉积也可导致小脑功能障碍，而出现共济失调、眼球震颤等。

　　（4）循环系统　心动过缓、心音低弱、脉压（收缩压与舒张压之差）变小、心脏增大、心包积液、心肌肥大。血中胆固醇和三酰甘油水平增高。有时伴有心包、胸腔、腹腔等多浆膜腔积液。病程长者患冠心病概率较高，但发生心绞痛者少见。部分患者伴有血压升高。

　　（5）消化系统　食欲缺乏、腹胀、便秘是最为常见的消化道症状。在自身免疫性甲状腺炎导致甲减患者中，还可以因为出现抗胃壁细胞抗体，从而引起胃酸明显减少。

　　（6）呼吸系统　肺活量和弥散功能降低，可有呼吸困难。少量胸腔积液较为常见。严重甲减患者因黏液性水肿累及呼吸肌导致肺通气障碍从而出现低氧血症和二氧化碳潴留（高碳酸血症）。

　　（7）血液系统　患者有不同程度的贫血，多为正细胞正色素性贫血，主要由红细胞生成素减少所致，也可为小细胞低色素性贫血和巨幼红细胞贫血。小细胞低色素性贫血是由于铁吸收减少、铁丢失过多（月经增多）及铁利用障碍所致，约半数患者因体内存在抗胃泌素抗体而表现胃酸缺乏，从而导致铁的缺乏。巨幼红细胞贫血是由于维生素 B_{12} 吸收障碍所致。

　　（8）泌尿系统　肾功能减退，水负荷排泄能力减弱，饮水过多可导致水中毒。

（9）生殖系统 原发性甲减者可出现泌乳。性功能减退也较为常见，男性出现性欲减退、勃起功能障碍，女性常有月经过多、经期延长及不孕症。

（10）运动系统 表现为对肌肉、关节及骨骼的影响。肌肉方面：主要表现为肌软弱无力，也可有暂时性肌强直、痉挛、疼痛等。咀嚼肌、胸锁乳突肌、股四头肌及手部肌肉可出现进行性肌萎缩。关节方面：可见非炎性黏液性渗出，软骨钙质沉着，关节破坏、屈肌腱鞘炎等。由于腕管中黏多糖和黏蛋白在神经外堆积，导致手指疼痛，或感觉异常，可以出现腕管综合征。骨骼方面：骨骼生长缓慢和骨龄延迟，见于呆小病和幼年型甲减患者。

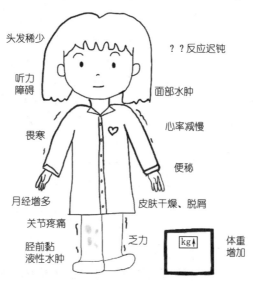

164. 甲减有哪些危害呢？

成年型甲减往往起病隐匿，病程发展缓慢，如果未经诊治，可长达 10 余年之久才出现明显黏液性水肿的临床表现。甲减可影响全身各个系统，造成以下危害。

（1）低基础代谢率综合征 疲乏、行动迟缓、嗜睡、记忆力明显减退且注意力不集中，因周围血液循环差和能量产生减少，故可出现异常怕冷、无汗及体温低于正常。

（2）面容改变 面颊和眼睑虚肿，有时颜面胖圆，眼睑常下垂或眼裂狭窄。部分患者有轻度突眼，可能与眼眶内球后组织的黏液性水肿有关，但对视力无威胁。鼻、唇增厚，舌大而发音不清，言语缓慢，音调低沉。

（3）皮肤和毛发 甲状腺激素缺乏使皮下胡萝卜素变为维生素 A 及维生素 A 生成视黄醛的功能均减弱，以致血浆胡萝卜素的含量升高，加之贫血所致的肤色苍白，因而常使皮肤呈现特殊的蜡黄色，且粗糙、少光泽，干而厚、冷、多鳞屑和角化，尤以手、臂、大腿为明显，且可有角化过度的皮肤表现。肢体可以出现非凹陷性的黏液性水肿。皮下组织因水分的积聚而增厚，导致体重增加。指甲生长缓慢、厚脆，表面常有裂纹。头发干燥、稀疏、脆弱，睫毛和眉毛脱落（尤以眉梢为甚），男性胡须生长缓慢。

（4）精神神经系统 精神迟钝，嗜睡，理解力和记忆力减退。听觉、触觉、嗅觉均迟钝，伴有耳鸣、头晕。有时可呈神经质，也可出现妄想、幻觉或抑郁。严重者可有精神失常，呈痴呆、昏睡状。昏迷是最严重的表现，多见于年老长期未获治疗者。大多在冬季寒冷时发病，受寒和感染是最常见的诱因，其他如创伤、手术、麻醉、使用镇静剂等情况均可诱发。昏迷前常有嗜睡病史，昏迷时四肢松弛，反射消失，体温很低，呼吸浅慢，心动过缓，心音微弱，血压降低，休克，并可伴发心、肾功能衰竭，常威胁生命。

（5）肌肉和骨骼 肌肉松弛无力，主要累及肩、背部肌肉，也可有肌肉暂时性强直、痉挛、疼痛或出现齿轮样动作，背部肌肉和小腿后面的腓肠肌可因痉挛而疼痛，关节也常疼痛。少数患者可有肌肉肥大。可出现肌酶升高。

（6）心血管系统 脉搏缓慢、心动过缓，心排血量降低。由于组织耗氧量和心排血量的降低相平衡，故心肌耗氧量减少，很少发生心绞痛和心力衰竭。但个别患者可出现心肌梗死的心电图表现，经治疗后可消失。全心扩大较常见，常伴有心包积液，经治疗后均可恢复正常。久病者易并发动脉粥样硬化性心血管疾病（包括冠心病、缺血性脑卒中及外周动脉疾病）。

（7）消化和泌尿系统 食欲缺乏、厌食、腹胀、便秘，甚至发生巨结肠和麻痹性肠梗阻。有些患者胃酸缺乏或无胃酸，这是由于抗胃泌素抗体存在之故。肾血流量降低，肾小球基底膜增厚，可出现微量蛋白尿。

（8）呼吸系统 由于肥胖、黏液性水肿、胸腔积液、贫血及循环系统功能差等综合因素，可导致呼吸急促，肺泡中二氧化碳弥散能力降低，从而产生呼吸道症状。

（9）内分泌系统及水电解质代谢 病程久的患者垂体常常增大。原发性甲减可同时出现泌乳素增高，从而出现泌乳。由于肾脏排水功能受损，导致组织水潴留，可出现低钠血症。甚至因为二氧化碳潴留而出现昏迷。

（10）血液系统 甲状腺激素缺乏使造血功能受到抑制，红细胞生成素减少，胃酸缺乏使铁和维生素 B_{12} 吸收障碍，加之月经过多，以致患者出现轻、中度正常色素性贫血或小细胞低色素性贫血，少数有巨幼红细胞贫血。凝血因子的缺乏导致机体凝血机制减弱，因而容易有出血倾向。

165. 为什么女性容易患甲减？

在甲减患者中，女性明显多于男性，女性的患病率是男性的 5～8 倍。甲减起病隐蔽，好发于中青年女性，尤其是以往有过甲亢或甲状腺肿大的患者，如果在年轻时进行过甲状腺手术或放射碘治疗，中年以后发生甲减的可能性更大。甲减还具有遗传倾向，如果父母患有甲减，那么子代患甲减的可能性也明显增加。此外，甲减更容易发生于肥胖和精神压力大的女性。

甲减之所以偏爱女性，与女性的生理特征密切相关。青春期、妊娠期、分娩后、围绝经期是女性患甲减的四个高发时期，因为这四个时期是女性体内各种激素（尤其是雌激素）水平变化最大的阶段，最容易受到甲减的青睐。在雌激素水平变化的过程中，往往同时意味着情绪的跌宕起伏，也会导致甲减的发生率有所增加。

甲减目前还没有有效的预防办法，任何年龄段的女性都有可能患甲减。如果出现甲减症状，又有甲状腺疾病家族史，一定要定期检查甲状腺功能。同时，甲减的女性需要注意，在人生的不同阶段，如青春期、妊娠期、哺乳期、围绝经期，甲状腺激素的需要量会发生变化，在这些特殊时期需要更频繁地检测，以便根据甲状腺功能的水平对甲状腺激素替代治疗作出适当的剂量调整。

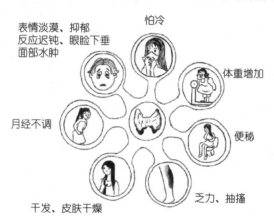

166. 甲减如何分类?

临床上，可以根据甲减起病时的年龄进行分类，可分为下列三型。

（1）呆小病　始于胎儿期或者出生不久的新生儿期的甲减，由于会影响其神经系统和骨骼的发育，患儿可表现为智力发育障碍和身材矮小，因此称为呆小病。呆小病分为地方性和散发性两种。地方性呆小病多见于缺碘地区，因母体缺碘，供应胎儿的碘不足，以致胎儿甲状腺发育不全和甲状腺激素合成不足。此型甲减对于胎儿或新生儿的神经系统（特别是大脑）发育危害极大，以致造成不可逆性的神经系统损害。散发性呆小病见于各地，病因不明，可能与胎儿的甲状腺发育缺陷、母体中存在抗甲状腺的抗体、母体服用了影响甲状腺的药物以及遗传性的甲状腺激素合成障碍有关。未经治疗的呆小病会造成儿童期和青春期的生长迟滞、智力受损及代谢异常，进行早期诊断和早期治疗极为重要。

（2）幼年型甲减　始于发育前儿童的甲减，称为幼年型甲减。病因与下述的成年型甲减相同。若其起病早，则与呆小病类似，也会造成儿童期和青春期的生长发育异常和智力低下，因此对于幼年型甲减进行早期诊断和早期治疗也极为重要。

（3）成年型甲减　始于成年期的甲减称为成年型甲减，临床上最为常见，故一般我们提到的甲减往往就指这一个类型。成年型甲减的病因与本章节问题162中提到的可能导致甲减的原因类似，分为原发性甲减、中枢性甲减、甲状腺激素抵抗综合征三种类型。其临床表现多种多样，可影响全身各个系统。

167. 为什么患者的甲减不容易被发现？

人们熟知甲亢，因为它的症状表现较为明显，如心搏加快、双手颤抖、体重明显下降、眼睛突出、颈部增粗等。而甲减虽然为较常见的内分泌疾病，却因为症状隐匿，表现多种多样，病程发展缓慢，往往容易被患者忽略，也容易被医生误诊和漏诊，在不知不觉中，对患者的健康造成更大的伤害。

甲减的临床表现多种多样，在前面的问题中已经进行了详细的描述。但是，甲减的这些症状又缺乏特异性，极易被误诊为心血管系统、神经系统或造血系统等方面的疾病，使得患者往往首先就诊于非内分泌专科，而忽略了甲减的存在，以致没有得到及时的治疗，进而损害全身各组织和器官。

甲减的症状与其他一些常见病很相似，人们往往把乏力、怕冷、记忆力减退、发胖、便秘、情绪低落归结为"亚健康"，把疲劳归结为"上有老下有小"的生活压力，把记忆力减退归结为上了年纪，把便秘归结为运动少，把体重增加归结为中年发福，把月经紊乱归结为更年期。总之，都容易被患者本人大事化小、小事化了，没觉得自己有病。然而，实际上很有可能已经患上了甲减。

虽然甲减的外在表现花样繁多，但只要通过很简单的血液检测，即检测血液中的甲状腺激素和促甲状腺激素的水平，再结合临床检查就能够确定诊断。因此，我们必须对甲减有所了解，加深对甲减的认识，使得医生、患者、家属能够通力配合，以便甲减得到及早确诊、及时治疗。

168. 甲减的症状有哪些？

甲减的症状往往取决于起病的年龄，成年型甲减主要影响机体代谢和脏器功能，及时诊治大多属于可逆性的。发生于胎儿和婴幼儿时的甲减，由于大脑和骨骼的生长发育受阻，可导致身材矮小和智力低下，大多属于不可逆性的。根据不同的患病年龄，各种类型甲减的临床特点如下。

（1）呆小病　甲减症状一般在出生后3～6个月才出现。初生时体重较重，不活泼，逐渐发展为典型的呆小病，起病越早，病情越重。早期征象为喂奶困难、便秘、哭声嘶哑、嗜睡、生长发育缓慢。随后，可以出现腹胀或腹部膨隆、皮肤干燥、头发及指甲生长迟缓。随着病情发展，甲减征象逐渐增多，程度日趋加重。出现鼻短上翘和鼻梁塌陷、唇变厚、舌变大、牙齿发育不良、智力障碍、身体增长缓慢、头大而四肢较短、骨龄延迟。青春期性腺发育可以明显延迟。

（2）幼年型甲减　起病年龄较小的患者可出现与呆小病相似的临床表现，而发病较晚的患者则具有与成年型甲减相似的症状和体征。总体而言，这种类型的患者均有不同程度的智力障碍和生长迟缓。多数患者出现青春期延迟和性腺发育障碍。原发性甲减患者中少数可出现性早熟，还可有多毛症等特殊表现。

（3）成年型甲减　起病往往隐匿，且进展缓慢，可以历经数月或数年才表现出明显的甲减征象。早期表现为乏力、困倦、畏寒、便秘、月经增多等。随着病情进展，逐渐出现反应迟钝、表情淡漠、毛发脱落、声音嘶哑、食欲缺乏或厌食、体重增加、皮肤粗糙等。病情较重的患者可出现黏液性水肿征象，其面容为表情淡漠、眼睑和面颊水肿、面色苍白或蜡黄、舌增大和唇增厚等。

169. 为什么甲减患者会出现泌乳？

部分原发性甲减患者可以出现泌乳现象，尤其是病程长或程度重的甲减患者。这是因为甲减会导致垂体分泌的泌乳素水平升高，引起高泌乳素血症。泌乳素作用于乳腺，促进乳腺生长发育和泌乳。但是，甲减导致高泌乳素血症的机制目前为止尚未完全阐明，推测其可能与以下机制有关。

甲减时，甲状腺合成和分泌的甲状腺激素减少，外周血中甲状腺激素的水平明显降低，甲状腺激素对于垂体的反馈抑制作用减弱，使得垂体中合成和分泌促甲状腺激素（TSH）的细胞代偿性增生肥大，久而久之会引起垂体增大。同时，下丘脑分泌的促甲状腺激素释放激素（TRH）增多，TRH作用于垂体，进一步导致垂体细胞过度增生肥大，从而进一步促进垂体增大。TRH除了能够促进垂体TSH的释放外，还可作用于垂体的泌乳素细胞，刺激泌乳素细胞增生肥大，促进泌乳素的释放，长期的TRH刺激甚至可以导致垂体瘤的形成，促进泌乳素进一步释放。

因此，原发性甲减患者血清泌乳素水平通常有一定程度的增高，并可出现泌乳，甚至可继发垂体瘤样增生，容易被误诊为垂体泌乳素瘤。但是，甲减所致的高泌乳素血症、泌乳及垂体瘤样增生在经甲状腺激素替代治疗后可完全恢复，泌乳素水平可以降至正常，泌乳消失，垂体瘤样增生也可以完全消失。对于高泌乳素血症、泌乳及怀疑垂体泌乳素瘤的患者，一定要进行甲状腺功能的检查，以避免不必要的手术和其他治疗。

与原发性甲减不同，中枢性甲减患者因病变位于垂体，因此垂体的组织学改变并不一样，通常呈现萎缩状态，故一般不出现泌乳表现。

170. 为什么甲减患者会出现肌酶升高？

甲减会引起甲减性肌病，表现为肌肉无力、肌痉挛、肌痛、肌肥大、腱反射延迟等症状。此外，发生甲减时，血清肌酸激酶（CK）、乳酸脱氢酶、谷草转氨酶（又称为天冬氨酸氨基转移酶）等指标均可升高，其中以 CK 升高尤为明显，可达 100 倍以上。CK 通常存在于心脏、肌肉、脑部等组织中，其升高大多提示肌肉受到了损伤。甲减性肌病的严重程度与甲状腺功能减退症的程度和持续时间有关，但其发病机制尚不完全清楚。目前认为甲减性肌病主要是由于甲状腺激素缺乏引起的继发性肌肉代谢障碍所致，甲减性肌病和 CK 升高考虑可能与以下因素有关。

（1）甲减会导致黏多糖和黏蛋白在全身肌肉组织沉积，导致骨骼肌、平滑肌及心肌出现黏液性水肿，肌纤维间质水肿，肌纤维肿胀变性甚至断裂坏死，最终导致肌酶自细胞内逸出，从而引起肌酶升高。

（2）甲状腺激素参与 CK 的清除，因此甲减时 CK 清除减少，也可导致 CK 升高。

（3）发生甲减时，糖原分解障碍和线粒体活性降低会导致细胞代谢的能量物质 ATP 产生减少，同时甲减所导致的基础代谢率减低会引起低体温。ATP 缺乏和低体温均可导致肌肉释放 CK 增加。

（4）甲减时，由于甲状腺激素降低，造成细胞内高钠、高钙超载的状态。细胞内钠离子和钙离子的升高，使得肌细胞水肿和钙超载，导致细胞损伤的蛋白水解酶释放和自由基产生增加，导致肌细胞变性、坏死，CK 升高。

（5）甲减常见的病因为自身免疫性甲状腺炎，与自身免疫反应有关，机体内会产生针对甲状腺的抗体，这种免疫紊乱还可能影响到身体的其他部位，也可能产生抗肌细胞的抗体，导致肌细胞破坏，CK 升高。

（6）甲减时肾小球滤过率会降低，CK 清除可能因而下降，这可能也是导致 CK 升高的原因。

甲减还可以肌无力作为主要症状或首发症状。在临床工作中，对于表现为肌无力、肌酶显著升高的患者，要注意有无甲减的各个系统临床表现，并常规筛查甲状腺功能，以免造成误诊和漏诊。

171. 为什么甲减患者容易发生贫血？

不同的研究显示，甲减患者中有 1/4 ～ 2/3 会出现不同程度的贫血，一般多为轻中度贫血，重度贫血少见。甲减患者的贫血可以表现为正细胞正色素性贫血、小细胞低色素性贫血及巨幼红细胞贫血，其中大多数为正细胞正色素性贫血，也就是血常规中平均红细胞体积（MCV）在正常范围内。考虑这种贫血的原因为甲减患者基础代谢率降低，组织对氧的需求减少，导致促红细胞生成素处于较低水平。因为促红细胞生成素的减少，可影响红细胞生成和血红蛋白水平，从而造成贫血。此外，甲减患者也可表现为小细胞低色素性贫血（MCV 低于正常值参考范围）和巨幼红细胞贫血（MCV 高于正常值参考范围），这是由于不少甲减患者体内存在抗胃泌素抗体，这种抗体的存在会导致胃泌素的缺乏，而胃泌素是刺激胃酸分泌的主要物质，胃泌素的缺乏就会造成胃酸分泌减少，从而引起维生素 B_{12} 和铁的吸收障碍。维生素 B_{12} 的吸收障碍会引起体内维生素 B_{12} 减少，引起巨幼红细胞贫血。而小细胞低色素性贫血则是由于缺铁所致，除了因为甲减引起的胃酸分泌减少、胃肠黏膜萎缩导致铁吸收减少以外，甲减所致的月经增多也会引起铁丢失过多，同时甲减还可造成铁利用障碍，上述因素的共同作用造成了身体内铁的缺乏，从而导致了缺铁引起的小细胞低色素性贫血。

所以当患者因为贫血就诊于血液科时，医生也会根据患者病情，开具化验单完善甲状腺功能检查，更多是为了找到贫血的原因，避免漏诊和误诊。

172. 甲减患者睡觉打呼噜会影响健康吗？

打呼噜这一现象在人群中并不少见，但是有一种打呼噜的原因是阻塞性睡眠呼吸暂停综合征（OSAHS），这一疾病会对患者造成多种不利影响。

什么是 OSAHS 呢？这是由于患者在睡眠中反复发生上气道完全或不完全阻塞而导致频繁呼吸暂停或者通气量减少的睡眠呼吸障碍，当口鼻气流停止或减低时，胸腹式呼吸仍然存在。国外的流行病学调查显示，OSAHS 在成年人中的患病率至少在 2%～4%。我国 OSAHS 的患病率目前尚不完全清楚，但根据部分城市的调查结果，估计在 3.5%～4.8%。

OSAHS 是一种由多种因素导致的复杂疾病，其发病机制既有局部的异常，又有全身因素的参与，同时还受性别、年龄等因素的影响。其中，肥胖是 OSAHS 发病的独立危险因素，目前认为随着超重或肥胖人群的增长，OSAHS 的患病率势必也会相应增加。OSAHS 主要表现为白天嗜睡、打鼾、夜间气喘或窒息、头晕、乏力、疲倦、记忆力减退、注意力不集中，部分患者还可出现夜尿增多、性功能减退等表现，因此对患者的生活和工作都会造成不利影响。此外，大量的研究证据显示，OSAHS 不仅可增加心脑血管事件的发生风险，而且还与糖尿病、代谢综合征、骨质疏松症等多种疾病都密切相关。因此，对于 OSAHS 一定要给予足够的重视。

甲减患者中进行的 OSAHS 调查显示，在甲减患者中，OSAHS 的患病率显著升高，可高达 25%～35%。目前认为甲减引起或者加重 OSAHS 的可能机制为：（1）甲减导致机体基础代谢率降低，合成代谢大于分解代谢，导致体重增加；（2）甲减引起黏多糖和黏蛋白在上气道沉积，使上气道狭窄；（3）甲减造成上气道周围组织神经病变，使其对维持上气道开放的咽部扩张肌的控制功能发生异常；

（4）甲减对呼吸中枢的抑制作用。对于甲减合并 OSAHS 的患者，甲状腺激素替代治疗对 OSAHS 的疗效一直存在争议，这与患者患甲减前的肥胖程度有关。如果患者甲减前已经存在肥胖或其他会导致 OSAHS 的危险因素，则单纯治疗甲减只能改善却不能完全纠正 OSAHS，对于 OSAHS 还需要进行进一步的呼吸科专科治疗。但是，对于打呼噜并且考虑存在 OSAHS 的患者，一定要进行甲状腺功能的检测，及时发现并纠正甲减，以避免甲减和 OSAHS 给患者带来的双重影响。

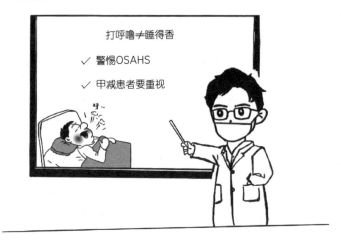

173. 在甲亢治疗过程中，逐渐出现面部水肿，这是甲减的表现吗？

甲亢时由于心排血量增加和外周血管阻力降低，肾内血管扩张，肾血流量和肾小球滤过率增加，患者一般不会出现水肿。仅有少数患者出现局部性的黏液性水肿，最常见部位为小腿下段胫骨前，有时可蔓延至足背部或膝部。黏液性水肿是因为甲亢所致的自身免疫反应引起皮肤和皮下组织黏多糖聚集致使局部水潴留，同时引起胶原增多、表皮肿胀、皮肤纤维组织膨胀和皮肤增厚、淋巴微循环障碍所致。半数患者胫前黏液性水肿可自发缓解，另一部分患者治疗后可好转。除了局部性的黏液性水肿外，少数甲亢患者还可出现眼眶周围、手、足、踝、骶骨部位的凹陷性水肿，这是因为甲亢时有效动脉血容量减少，肾脏通过增加潴钠、潴水以适应这一变化，致使血容量和静脉压力都增加。如果患者同时存在甲亢性心脏病或者其他心脏病，心脏负荷加重，心功能不全时可加重水肿。此外，甲亢患者可因营养障碍出现低蛋白血症，从而引起水肿。但是，甲亢患者无论出现哪种水肿，一般都不会累及面部，而且随着治疗好转，水肿的症状往往随之减轻。

甲减除了存在黏液性水肿以外，还因为黏多糖和黏蛋白在肾脏的沉积、自身免疫因素以及肾血流量下降对肾脏造成损害，致使肾功能减退，肾脏排水能力减弱，导致组织水潴留，引起包括面部在内的全身水肿。因此，甲亢患者在治疗过程中逐渐出现面部水肿，往往是由于抗甲状腺药物没有及时减量引起的药物性甲减所致。这时，患者一定要及时检测甲状腺功能，根据甲状腺功能水平，在医生指导下调整抗甲状腺药物剂量，以免因甲减造成身体的其他损害。

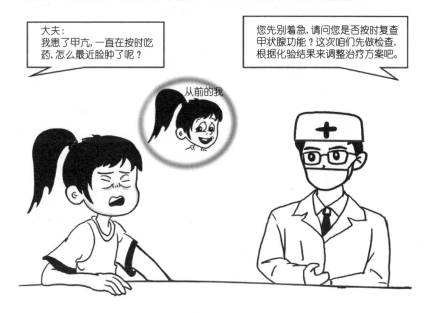

174. 甲减患者体重增加是肥胖吗?

如前所述，甲减患者会出现高脂血症，血中胆固醇和三酰甘油水平均会增高，所以甲减患者的体重增加是因为肥胖所致吗？下面让我们来详细分析一下甲减患者体重增加的原因。

首先，甲减患者有一种特殊的水肿，称为黏液性水肿。这是由于黏多糖在皮下沉积致使局部水潴留所致，手指按压皮肤无凹陷。由于水分越积越多，导致体重在短期内明显增加。其次，甲减患者的基础代谢率会明显降低，出现一系列低基础代谢率相关的症状，表现为行动迟缓、嗜睡、怕冷、无汗、体温低于正常等。由于甲减导致能量消耗降低，使得体重进一步增加。再次，黏多糖和黏蛋白在肾脏的沉积导致肾小球和肾小管基底膜增厚，内皮细胞和系膜细胞增生，导致肾脏受到损害，可出现少量蛋白尿。再加上甲减患者肾血流量减少，肾脏灌注减少，肾小球滤过率降低，以及甲减时可能存在的自身免疫因素对肾脏的损害，造成肾功能减退，肾脏排水能力减弱，导致组织水潴留，引起体重增加。因此，甲减患者体重增加的原因并不单纯是因为肥胖，而是因为甲减时低基础代谢率和水潴留所致。在纠正甲减后，不仅患者的体重会下降，血脂也大多会恢复正常。因此，对于体重增加并且同时存在高脂血症的患者，一定要及时检查甲状腺功能，以免误诊和漏诊。

175. 甲减患者容易患其他哪些疾病？

甲减会引起全身组织间隙的黏多糖和黏蛋白沉积，从而出现皮肤肿胀、心肌间质水肿、心肌纤维肿胀和坏死、肾小球基底膜增厚、骨骼肌间质水肿及肌纤维肿胀坏死。这些变化在原发性甲减较为明显，而在中枢性甲减则较轻。此外，甲减会导致全身的组织细胞合成蛋白质的能力、代谢的能力以辅助代谢的各种代谢酶系统的活力均减弱，并出现心包、胸腔、腹腔等浆膜腔的积液。总之，甲减会引起全身多个组织、脏器的损害，并导致全身的代谢能力减弱。

甲减引起黏多糖和黏蛋白在心肌细胞间的沉积，会导致心肌张力减退，心肌假性肥大，心肌内毛细血管壁增厚。严重者有心肌纤维断裂和心肌细胞坏死，并常伴心包积液。因此，甲减可以导致甲减性心脏病，也就是说甲减患者伴有心肌病变或心包积液，或者同时两者并存。这些患者心脏扩大、心排血量减少（心脏每次跳动的射血量），心电图可以存在一些相应的变化，包括心动过缓、期前收缩（早搏）、房室传导阻滞等。甲减对代谢的影响会引起血脂增高，因此甲减病程长者患冠心病等动脉粥样硬化性心血管疾病的概率较高，但因甲减患者同时存在心肌代谢率降低，因此心绞痛在甲减患者中并不多见，而在应用甲状腺激素对甲减进行治疗后，则可以因为心肌耗氧量增加，反而容易诱发心绞痛，甚至心肌梗死。

甲减可影响中枢神经系统的形态和功能，使大脑发育不全，故呆小病和幼年型甲减患者大多会出现智力低下，并可出现神经性聋哑。成年型甲减患者脑细胞可萎缩和胶质化，呈退行性改变，常见智力减退，记忆力、注意力、理解力及计算力均减弱，老年患者在脑血管病变的同时更易出现痴呆，并常伴有听力下降。此外，因为中枢神经系统的兴奋性下降，患者常常出现嗜睡，严重时可出现昏睡、昏迷，且患者容易出现精神抑郁，严重者甚至发展为精神分裂症，出现幻想、幻听等症状。

甲减所致的黏液性水肿会使上呼吸道（口、舌、咽、鼻）阻塞，气道狭窄，导致 OSAHS 的出现，这些患者甲减的程度往往比较严重。此外，黏液性水肿对肺泡和小气道的影响还会导致肺的通气和换气功能受影响，也就是会引起肺活量和弥散功能降低，患者可以出现呼吸困难，严重甲减患者可因黏液性水肿累及呼吸道导致肺通气障碍从而出现呼吸衰竭。

甲减还可合并肾功能损害，导致血清肌酐水平升高。甲减越严重，肾功能损害可能越明显。而甲减患者经甲状腺激素替代治疗后随着甲状腺功能恢复正常，肾功能大多逐渐恢复正常，提示甲减的肾功能损害多数是可逆性的。

甲减合并浆膜腔积液以腹水最为多见，其次为心包积液、胸腔积液及关节腔积液。但是，甲减患者以心包积液或严重腹水为主要表现来就诊者并不多见。甲减合并浆膜腔积液起病比较缓慢，胸腔积液常为少量到中等量，心包积液极少发生心脏压塞症状（心包积液压迫心脏所致的严重症状）。因为积液中蛋白质、胆固醇及免疫球蛋白含量较高，对利尿药治疗不敏感，吸收较慢。经过甲状腺激素替代治疗使甲状腺功能正常后，积液可以逐渐吸收。

176. 甲减是终身性疾病吗？一定要终身服药吗？

很多患者对于甲减十分恐惧，觉得一旦得了甲减，就是永远好不了的疾病，需要终身服药，各种症状也会伴随终生。其实，导致甲减的原因十分复杂，对于不同病因引起的甲减，其临床结局也并不完全相同。因而，根据甲减能否恢复可以将之分为永久性甲减和暂时性甲减（又称为一过性甲减）。

一般来说，已经造成甲状腺不可逆性破坏所引起的甲减为永久性甲减，需要终身应用甲状腺激素进行替代治疗。引起永久性甲减的常见病因包括甲状腺放射碘治疗后、甲状腺部分或者全部切除术后等。对于先天性甲状腺发育异常和先天性甲状腺激素合成障碍，因为甲状腺本身无法正常合成甲状腺激素，这时候出现的先天性甲减也是永久性甲减，需要终身应用甲状腺激素替代治疗。对于抗甲状腺药物、碘缺乏等所致的甲减为暂时性的，在停用抗甲状腺药物和补碘后均能够恢复，故而这一类原因所致的甲减无须终身应用甲状腺激素替代治疗。

对于各种各样的甲状腺炎所致的甲减，则其预后各有不同。对于造成甲状腺永久破坏的甲状腺炎，如桥本甲状腺炎，大部分时候需要终身替代治疗。但是，部分桥本甲状腺炎所致的甲减患者，不一定需要终身替代治疗。这类患者可于治疗的 1 年左右尝试停服甲状腺激素 4～6 周，并且密切监测甲状腺功能。如果 TSH 正常，则不必继续用药，定期随访即可。与桥本甲状腺炎类似，某些药物（如免疫检查点抑制剂）引起的甲减也不一定都需要终身服用甲状腺激素，在停用导致甲减的药物后，部分患者可停用甲状腺激素。此外，亚急性甲状腺炎和产后甲状腺炎所致的甲减大多为一过性，患者甲状腺功能一般均能够恢复正常，只有少数发生永久性甲减。

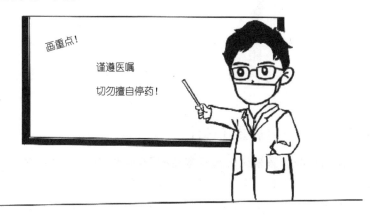

画重点!

谨遵医嘱

切勿擅自停药!

许多患者将终身服药看成了一种负担，其实大可不必。甲减代表了体内甲状腺激素不足，替代治疗的目的就是补充身体缺少的甲状腺激素。如果替代治疗的甲状腺激素剂量合适，一般服用几周后甲状腺功能便可基本恢复到正常水平，这个时候甲减的症状会逐渐消失，甲减对身体造成的危害也会逐渐消失。但如果随意停药，原来消失的甲减症状可在停药后 1 ～ 3 个月内再次出现，甲减所造成的影响会再次危害全身。尤其在妊娠期间，此时母体甲状腺激素的需求量增加，若补充不足，会影响胎儿生长发育。因此，对于不同病因所致的甲减，均要定期复查甲状腺功能，根据检测结果对甲状腺激素剂量进行调整，以达到最好的治疗效果。

177. 长期服用左甲状腺素有哪些副作用？

很多患者十分忌讳服药，总觉得"凡药三分毒"，对于左甲状腺素钠片（商品名：优甲乐、雷替斯、加衡）需要长期服药，更是有很大的抵触情绪。就安全性而言，优甲乐在美国食品药品监督管理局（FDA）药品安全等级中属于安全性最高的 A 级，即便是妊娠和哺乳期的甲减患者也可以放心使用。一般说来，如果按医嘱服用并监测临床和实验室指标，只要剂量适当，不过量服用，一般不会出现任何不良反应。但如果超出个体的耐受剂量或过量服用，特别是由于治疗开始时剂量过大或剂量增加过快，患者可能会出现甲状腺功能亢进症的临床症状，如心悸、手抖、易饥饿、多食、兴奋失眠、月经紊乱、怕热、多汗、体重减轻、腹泻等不适症状，严重者还可诱发心绞痛、心力衰竭等严重心血管事件。此外，长期超生理剂量服用甲状腺激素还可增加罹患骨质疏松症的风险。

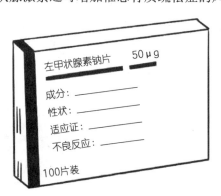

178. 甲减患者的饮食需要注意什么？

饮食调理对甲减患者来说，起着重要的基础治疗作用。其饮食原则是适量补碘，补充蛋白质、维生素、富含铁质的食物，限制脂肪、胆固醇及盐的摄入。

首先需要强调一点，不是所有甲减都与缺碘有关。甲减患者是否需要补碘关键要看导致甲减的原因。只有因单纯缺碘引起的甲减，才需要在医生的指导下适当补碘。事实上，临床大多数甲减是由慢性淋巴细胞性甲状腺炎（又称为桥本甲状腺炎）所致，其病因是自身免疫反应，使得免疫系统产生了攻击、破坏甲状腺的自身抗体。这种情况下，不宜吃海带、紫菜、海藻类、虾皮等高碘食物，要适当控制日常生活中碘的摄入量。这是因为高碘饮食会激活甲状腺的自身免疫反应机制，诱发和加重甲状腺炎，导致甲状腺组织进一步被破坏，使得患者的甲状腺功能进一步降低。当然，也没必要禁碘，正常进食便可。总之，平常我们所吃的加碘盐已经合适，不用再额外摄入高碘食物。对于碘缺乏所致的甲减，碘的每日摄入量应在 150μg 以上，主要通过食用碘盐来补充，并可多吃一些含碘的食物，如海带、紫菜，海藻类及虾皮、海鱼、海虾、虾酱、虾米、牡蛎、海参等其他海产品。但补碘一定要适量，绝非多多益善。否则，人体摄入大量的碘，会导致甲状腺激素合成和分泌过多，不仅可引起甲状腺肿大，而且还可能引起甲亢。

在蛋白质缺乏的情况下，甲状腺功能有减低的趋势。供应足够的蛋白质，能够改善甲状腺功能。每人每天蛋白质摄入在 1g/kg 体重，才能维持人体蛋白质平衡。蛋白质补充可选用瘦肉、蛋类、乳制品、鱼类、豆制品等，可每日喝 250～500mL 牛奶。

甲状腺激素不足可因多种原因导致贫血，因此对于甲减患者，尤其是已经存在贫血的患者，应补充维生素和富含铁质的食物，以补充足够的造血原料。补充维生素可以通过摄入各种新鲜蔬菜和水果等方式进行。蛋类、乳制品、鱼类在补充蛋白质的同时，还能够提供丰富的维生素 B_{12}。瘦肉、动物肝脏在补充维生素 B_{12} 的同时，还含有较多的铁质，也可以适量食用。

甲减患者的血中胆固醇和三酰甘油水平均增高，故应限制脂肪的摄入，并限制富含胆固醇的食物，包括肥肉、动物内脏、食用油、炸烤食品、奶油、乳酪、干果、芝麻酱等。甲减患者的热量消耗减少，对于热量高的食物不能过多补充，以免引起肥胖。

甲减患者由于黏液性水肿常常手足肿胀、身体发胖，咸的食物会引起水、钠潴留从而加重水肿。因此，甲减患者虽然不像肾病患者必须严格限制食盐的摄入，但也要少吃偏咸的食品，如腌制的咸菜等。

甲减患者在服用左甲状腺素进行治疗的时候，需要注意服药与进食的间隔时间。左甲状腺素应在空腹时用水送服，最好在早餐前 30～60 分钟。因为需要患者能够等待至少半小时才吃早餐，故通常建议患者早晨睡醒后马上服药。如果患者觉得空腹服药不便，也可以在睡前服药，但需要注意，服药的时间距离最后一餐至少间隔 2 小时，最好能够间隔更长时间。一些食物和药物会影响左甲状腺素的吸收，如豆制品、牛奶、钙剂、铁剂、高纤维食物、胆汁酸结合树脂、碳酸钙、硫酸亚铁及抑制胃酸分泌的药物，左甲状腺素应与这些食物和药物间隔 2～4 小时，以免影响其吸收。

179. 甲减患者生活上有哪些注意事项?

科学合理的生活调养不仅有助于提高患者药物治疗的依从性和疗效,而且在缓解症状、提高生活质量上也发挥着重要作用。甲减患者除了饮食调理外,还应加强生活中其他方面的自我调养,这样才能取得更好的疗效。

甲减患者由于甲状腺激素水平降低,造成其活动能力下降、迟钝、抑郁、少言懒语、畏寒少汗、声音嘶哑、听力下降、味觉减退等,使得他们不愿意运动甚至怀疑自己是否可以参加运动。其实甲减患者也需要进行适量运动。

甲减患者常常合并高脂血症、高血压,罹患心血管疾病的风险要高于健康人群。甲减患者进行科学适度的运动锻炼,既有助于减重、调脂、降低血压、改善血管功能,又可改善患者的心肺功能、提高患者的抵抗力,还能够使得到运动锻炼的肌肉增加对人体内甲状腺激素的敏感性,进而帮助患者改善紊乱的代谢状态。同时,运动对全身系统都有良好效应,例如改善胃肠功能,能对改善甲减相关症状产生积极作用。

运动对于甲减患者虽然有很多好处,但它同样是一把双刃剑,参加运动锻炼时若不注意可能会发生意外。甲减患者在进行运动前应接受详细的身体评估,听取医生的建议,决定能否参加运动及选择合适的运动方式,注意防止运动过于剧烈。过度运动不仅无益于健康,还可能诱发心脑血管疾病发作,造成危险。

除了上述运动调养以外,甲减患者由于代谢降低,会出现怕冷、疲乏无力、皮肤干燥等一系列症状。因此,在日常生活中,尤其是在寒冷的冬季,需要比常人多穿一些衣服,注意防寒保暖,避免受寒感冒。室内要尽可能保持在较温暖舒适的温度。户外活动时,如果气温较低,则户外滞留的时间不宜太长。洗浴时可选用中性的香皂或者沐浴露,洗浴后可在四肢和躯干涂抹一些润肤霜。这样不仅可保持皮肤润滑,还可预防皮肤瘙痒等症状的出现。患者常常有疲乏无力、想睡觉等现象,在疾病还没有完全得到有效控制之前,可以适当增加休息、睡眠的时间。

最后,甲减患者要注意尽可能忌烟、酒。在采用甲状腺激素替代治疗的同时,还要注意保持心态健康,放松心情,不必有如临大敌的感觉。对于大多数甲减患者而言,症状一旦出现,诊断一旦成立,就意味着甲状腺功能已经有不同程度的丧失,而且这种病理学的变化常常是不可逆转的。因此,大多数甲减患者需要终身进行替代治疗。有的患者存有侥幸心理,认为能够在某一天自己的甲减治愈了,因此总是要求采用一些"根治"的方法。而有的患者则认为反正这病不能够治愈,就自暴自弃,病重时用药,稳定时就不积极治疗。这些都是不可取的,应该保持一个健康的心态,积极面对这种慢性疾病。

180. 为什么甲减患者要补钙和维生素 D?

甲状腺激素在骨发育过程中有着重要的作用,可刺激骨化中心的发育和成熟，使软骨骨化，促进长骨和牙齿生长。甲状腺激素缺乏的儿童，骨骼发育延迟、骨龄延后、生长停滞，并且伴有骨骺发育不全。与甲亢所导致的高转换型骨质疏松症相反，甲减所导致的骨质疏松症为低转换型骨质疏松症。甲减时，甲状腺激素对成骨细胞和破骨细胞的刺激作用均减弱，功能性成骨细胞数目减少，破骨细胞活性降低，骨吸收和骨形成的速度均减慢，骨矿化周期延长，骨转换降低，从而引起低转换型骨质疏松症。

许多甲减患者存在降钙素水平降低。在第一章中，我们介绍了降钙素的生理作用，其能够抑制破骨细胞活性，增强溶骨成骨过程，骨组织中钙、磷沉积增加。因此，当降钙素缺乏时，会引起骨量流失。甲状腺激素还对生长激素有刺激作用，当甲状腺激素缺乏时，这种对生长激素的刺激作用减弱，使得生长激素的分泌减少。生长激素能够刺激成骨祖细胞的出现，促进成骨细胞的分化和增殖，是最重要的骨骼生长因子之一，生长激素缺乏时可引起成骨障碍。此外，甲减患者常伴有性腺功能减退症，或伴有高泌乳素血症，也可参与骨质疏松症的发生和发展。因此，甲减患者，尤其是绝经后的女性甲减患者，建议同时补充钙剂和维生素 D 治疗。

甲减患者在接受甲状腺激素替代治疗的时候，某些情况下会出现 TSH 受抑制而降低的情况。出现这种情况的原因，一是甲状腺癌术后的病情管理需要，通过应用左甲状腺素抑制 TSH，从而抑制肿瘤细胞的生长；另一个原因就是在甲状腺激素替代治疗的过程中左甲状腺素用量过大。无论何种原因，当受抑制的 TSH ≤ 0.1mIU/L 时，髋部骨折的发生风险是正常人群的 3 倍，椎骨骨折的发生风险为正常人群的 4 倍。但是，如果 TSH 水平在正常范围内，应用甲状腺激素替代治疗则不会增加骨折的发生风险。也就是说，甲状腺激素替代治疗对骨的负面作用与 TSH 受抑制水平密切相关。因此，在甲状腺激素替代治疗时，应根据患者的情况，审慎调整甲状腺激素的用量，将 TSH 控制在适当范围内，有助于避免甲状腺激素过量所导致的骨质疏松症和骨折风险增加。

此外，已有研究显示，甲减患者在接受甲状腺激素替代治疗后，骨密度仍会低于正常人群。因此，甲状腺激素替代治疗后的甲减患者仍然需要定期检测骨密度，如果出现骨密度下降，应该在甲状腺激素替代治疗的同时加用钙剂和维生素 D 等治疗。

181. 甲减女性可以怀孕吗？

由于孕妇甲减对妊娠过程和胎儿均有不良影响，而且甲减治疗药物左甲状腺素（LT₄）安全有效，因此妊娠期女性甲减应当积极治疗。鉴于亚临床甲减可能带来不良妊娠结局并对后代智力产生影响，故也推荐进行治疗。女性甲减患者在规范的 LT₄ 治疗下妊娠，可分娩正常的婴儿。妊娠期甲减治疗的原则是早期启动、尽快达标、维持妊娠全程。

胎儿大脑对甲状腺激素的需求是 T_4 选择性的，即母体循环中的 T_4 进入胎儿大脑，然后在脑细胞中经过脱碘酶的作用转化为 T_3 再发挥作用。所以，妊娠期甲减的替代治疗药物首选 LT_4。不同的患者群采取不同的治疗方案。对于妊娠前已经确诊甲减的女性，建议积极调整 LT_4 剂量，使 TSH 达到 2.5mIU/L 以下再妊娠。对于妊娠后新发现的甲减患者，应该立即给予 LT_4 治疗，尽快使血清 TSH 达标。

通常而言，妊娠期 LT_4 的剂量需要增加，主要原因是妊娠期甲状腺素结合球蛋白（TBG）增加。LT_4 的剂量增加多少与甲减的病因有关，如手术或者放射碘治疗所导致的甲减，LT_4 增加量较大，而桥本甲状腺炎所致的甲减则增加量较少。一般来说，妊娠期 LT_4 的需要量增加 30% ～ 50%。根据测得的血清 TSH 的水平，判断 LT_4 补充剂量是否合适，推荐妊娠早期 TSH 的目标值为 0.1 ～ 2.5 mIU/L。剂量调整阶段建议每 2 ～ 4 周复查甲状腺功能并及时调整剂量；指标正常后可每 4 ～ 6 周复查 1 次。分娩后要相应减少 LT_4 的剂量，一般可恢复至妊娠前的替代治疗剂量。

目前甲减女性广泛使用 LT_4，很多孕产妇担心药物治疗会对胎儿造成影响。迄今为止，没有任何证据表明 LT_4 会对胎儿产生危害。而且，就安全性而言，LT_4 在美国食品药品监督管理局（FDA）药品安全等级中属于安全性最高的 A 级，在服用常规剂量 LT_4 治疗的情况下，哺乳时分泌到乳汁中的甲状腺激素的量也不会导致婴儿发生甲状腺功能亢进症或 TSH 分泌被抑制。因此，妊娠期和哺乳期的甲减女性可以放心服用 LT_4。

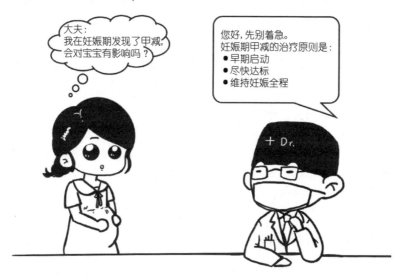

182. 孕妇甲减对胎儿有什么影响？

孕妇甲减也就是妊娠期甲减，是发生在妊娠期间的甲减，可为妊娠前确诊或妊娠期新诊断的甲减，包括临床甲减和亚临床甲减，可以造成胎儿甲状腺激素水平减少。甲状腺激素是维持机体正常生长发育不可缺少的激素，特别是对胎儿和新生儿大脑的发育尤为重要。严重甲状腺激素缺乏，造成胎儿大脑发育障碍，婴儿出生后生长发育缓慢，出现呆小病。

妊娠期甲减的病因与普通人群相似。临床甲减和亚临床甲减的主要原因是桥本甲状腺炎、甲亢接受手术或者放射碘治疗后、甲状腺癌术后。

妊娠期临床甲减（血清 TSH 水平升高，且 FT_4 水平降低）和亚临床甲减（血清 TSH 水平升高，FT_4 水平正常）的诊断与普通人群大致相同，主要区别是妊娠女性与普通人群之间的血清 TSH、FT_4 和（或）TT_4 的正常参考范围不同。

由于妊娠期甲状腺激素需求和代谢的特点，故提出了"妊娠期特异性的甲状腺功能指标的正常参考范围"的概念。在妊娠前半期，特别是妊娠早期（孕 12 周前），因为人绒毛膜促性腺激素（hCG）的作用，母体 TSH 的水平降低 20%～30%；妊娠期因为甲状腺素结合球蛋白（TBG）水平升高，TT_4 水平升高，TT_4 水平可为普通人群的 1.5 倍。临床甲减和亚临床甲减的诊断，关键在于血清 TSH 上限的标准。如果得不到妊娠期和试剂盒特异性的 TSH 参考范围，可以采用 2022 年我国《孕产期甲状腺疾病防治管理指南》推荐的参考标准，将 4mIU/L 作为妊娠期 TSH 的上限。然而，对于 TPOAb 阳性的亚临床甲减女性，在需要进行辅助生殖技术或发生过不良孕产史的情况下，以及对于临床甲减的女性，需要将 TSH 控制在更加严格的范围内，此时可将 2.5 mIU/L 作为妊娠期 TSH 的上限。

甲状腺激素可影响胎儿大脑发育。在妊娠前半期，胎儿的大脑处于快速发育期，大脑的主要部分和脑干大部分的神经发生都在此阶段完成。胎儿自身的甲状腺功能在妊娠第 12 周才开始建立。所以，妊娠前半期胎儿大脑发育所需要的甲状腺激素完全或主要来自母体，此阶段母亲甲状腺激素缺乏可以导致后代出现不可逆性的智力下降。

美国学者对妊娠 16～20 周时存在临床甲减或亚临床甲减妇女的后代在 7～9 岁时的智力评分进行研究发现，未治疗的甲减孕妇的后代智商（IQ）值比正常孕妇的后代平均减低 7 分，这些儿童中 19% 的 IQ 值低于 85 分，而正常孕妇的后代只有 5% 的 IQ 值低于 85 分[1]。我国学者的研究同样也得到了与上述国外研究相似的结果，在妊娠前半期母亲亚临床甲减能够导致后代（出生后 25～30 个月）运动能力和智力评分降低 8～10 分[2]。上述研究结果提示，临床甲减或亚临床甲减的母亲在妊娠前半期如果没有及时控制好甲状腺功能，可能会影响后代的智力。

---

[1] Haddow J E, Palomaki G E, Allan W C, et al. Maternal thyroid deficiency during pregnancy and subsequent neuropsychological development of the child[J]. N Engl J Med, 1999, 341(8): 549-555.

[2] Li Y, Shan Z, Teng W, et al. Abnormalities of maternal thyroid function during pregnancy affect neuropsychological development of their children at 25-30 months[J]. Clin Endocrinol (Oxf), 2010, 72(6): 825-829.

因此，孕妇甲减可能带来胎儿运动能力和智力的不良影响，应当对其积极进行治疗。

183. 妊娠对甲减患者有什么影响？

在妊娠期患有临床甲减的女性中，自发性流产、胎盘早剥、妊娠期高血压、贫血、产后出血、早产、剖宫产、低出生体重儿、胎儿死亡等妊娠期并发症和产科并发症的发生率升高。

妊娠期亚临床甲减对妊娠期并发症和产科并发症同样也存在影响。已有研究显示，与正常妊娠女性相比，亚临床甲减妊娠女性发生胎盘早剥的危险性升高了3倍，在妊娠34周及之前过早分娩的危险性升高了1.8倍❶。另有研究显示，孕早期随着 TSH 水平升高，流产风险逐渐增加，如果 TPOAb 或 TgAb 阳性，流产发生风险会进一步增加 ❷。若亚临床甲减孕妇能够在妊娠早期得到有效治疗，对于减少流产发生风险有益。

产后甲状腺炎（PPT）是自身免疫性甲状腺炎的一种类型。一般在产后1年内发病，整个病程可持续6～12个月。妊娠早期 TPOAb 阳性和患有其他自身免疫性疾病的女性，发生产后甲状腺炎的风险显著增加。典型病例的临床过程可经历三期，即甲状腺毒症期、甲减期及恢复期。非典型病例可以仅表现为甲状腺毒症期或者甲减期。甲减期可给予甲状腺激素替代治疗，每4～8周复查一次，6～12个月后可以开始尝试逐渐减量。但需注意的是，20%以上产后甲状腺炎患者会发展为永久性甲减，需要终身使用甲状腺激素替代治疗。因此，甲减患者，尤其是桥本甲状腺炎所致的甲减患者，在产后很可能因产后甲状腺炎而出现甲状腺功能波动，需要引起注意。关于产后甲状腺炎的其他问题，在第五章的问题245中还会进行详细阐述。

184. 甲减性心脏病的临床表现有哪些？

在前面的多个问题中，我们介绍过甲减对于心脏的危害和损伤，严重者可以导致甲减性心脏病，也就是指甲减患者伴有心肌改变或心包积液，或者同时两者并存。

甲减性心脏病患者可以有心脏扩大、心排血量减少，可以出现心率缓慢、心音低钝、心力衰竭的表现。心电图可以有一些相应的变化，包括心动过缓、早搏、房室传导阻滞等。部分甲减患者伴有血压升高。甲减是继发性高血压的原因之一，与体循环的血管阻力增加有关。同时，甲减还可使压力感受器反射钝化，

❶ Maraka S, Ospina N M, O'Keeffe D T, et al. Subclinical hypothyroidism in pregnancy: A systematic review and meta-analysis[J]. Thyroid, 2016, 26(4): 580-590.

❷ Liu H, Shan Z, Li C, et al. Maternal subclinical hypothyroidism, thyroid autoimmunity, and the risk of miscarriage: a prospective cohort study[J]. Thyroid, 2014, 24(11): 1642-1649.

影响甲减患者的血压调节。甲减患者的血压升高多见于舒张压，但是严重甲减却往往不会出现高血压。

甲减所致的贫血和高脂血症共同作用于患者的心血管系统，使得甲减病程长的患者出现冠心病的概率升高，其心电图常有心肌供血不足的表现，但是由于甲减患者同时心肌代谢率降低、心肌耗氧量减少，因此心绞痛在甲减患者中并不多见。个别患者可出现心肌梗死的心电图表现，经治疗后可消失。在应用甲状腺激素对甲减进行治疗后，因为心肌耗氧量增加，反而容易诱发心绞痛，甚至心肌梗死。

因此，甲状腺功能的检测应该作为怀疑心脏病患者的常规检查，以便及时发现合并存在的甲状腺疾病，从而有利于患者的诊断和治疗。对于合并甲减的心脏病患者，甲状腺激素一定要从小剂量起始、缓慢加量，以免替代治疗后诱发心绞痛，甚至心肌梗死。

185. 原发性甲减的生化检查有哪些？

对于甲减的诊断，除了临床表现外，有关的血液检查也是至关重要的，能够帮助判断甲减的病因和病情。其中，原发性甲减可有下列指标的变化：

（1）一般检查 如前所述，甲减患者血红蛋白水平和红细胞计数可有不同程度降低，血清铁、铁蛋白、维生素 B_{12} 水平可能下降。所有心肌酶，如肌酸激酶（CK）、肌酸激酶同工酶杂合型（CK-MB）等，均可出现升高。血糖正常或偏低，而总胆固醇、三酰甘油及低密度脂蛋白胆固醇均可升高。

（2）甲状腺激素测定 血清 TT_3、TT_4、FT_3、FT_4 水平降低。其中以 FT_4 变化最敏感，TT_4 变化其次。临床上无症状或症状不明显的亚临床甲减中，患者血清 T_3、T_4 可以均正常，此系甲状腺分泌 T_3、T_4 减少后，引起 TSH 分泌增多进行代偿性反馈调节的结果。

（3）TSH 测定 原发性甲减者 TSH 水平升高为最早的改变，血清 TSH 水平在原发性甲减均明显增高。

（4）甲状腺自身抗体测定 测定甲状腺自身抗体（TgAb、TPOAb）可以帮助确定是否存在桥本甲状腺炎引起甲减的可能性。

186. T_3 和 T_4 哪个对诊断甲减更重要？

在甲状腺激素中，T_4 只能由甲状腺产生，甲状腺外不产生 T_4。T_3 除甲状腺的分泌外，也可来自外周组织中 T_4 向 T_3 的转化，这种转化由 5'-脱碘酶催化。正常情况下，T_4 向 T_3 的平均转化率为 30% ～ 40%。每日甲状腺的 T_3 分泌量仅占总 T_3 产量的 20% 左右。实际上，在甲状腺分泌的 T_3 中，也有一部分来自甲状腺内 T_4 向 T_3 的转化。

缺碘或甲减程度较轻时，部分患者血浆 T_3 正常而 T_4 降低，此种变化的原因可能是甲状腺在 TSH 刺激下或在碘不足情况下合成生物活性较强的 T_3 相对增多，或周围组织中的 T_4 较多地转化为 T_3 的缘故。缺碘或甲减状态下 T_4 向 T_3 的转化率可达 50%。因此，T_4 降低而 T_3 正常可视为较早期诊断甲减的生化指标。此外，在患有严重疾病且甲状腺功能正常者和老年正常人中，血清 T_3 也可以降低，故 T_4 水平在甲减诊断中比 T_3 水平更为重要。

187. 低 T_3 或低 T_4 可以诊断为甲减吗？

当机体处于饥饿或疾病状态（甲状腺以外的疾病）时，血液中甲状腺激素会出现多种变化，主要是活性甲状腺激素 T_3 降低，或 T_3、T_4 皆降低，无明显活性的反 T_3（rT_3）升高，称为"低 T_3 综合征"或"非甲状腺性病态综合征"。

饥饿状态和轻度的疾病状态时，低 T_3 综合征主要表现为 TT_3、FT_3 下降，rT_3 升高，TT_4 和 FT_4 尚未出现明显变化，TSH 也还处在正常范围。出现这种甲状腺激素变化的原因推测与外周组织中 T_4 向 T_3 的转化减弱有关。在 T_3 下降的状况下，垂体未能作出 TSH 分泌增多的反应，与饥饿、疾病、外科手术后 TSH 脉冲性分泌波动的幅度降低有关。低 T_3 综合征在临床上甚为常见，可出现于 50% ～ 70% 的住院非甲状腺疾病患者。其临床意义尚不明确，有人认为可能是机体的一种适应性、保护性反应。

当病情逐渐加重时，TT_3、FT_3 的下降更为明显，降低幅度可达约 50%；TT_4、FT_4 也下降；rT_3 的上升更为显著，可增至 2 ～ 3 倍；然而，在此种状态下，TSH 仍为正常或甚而下降，提示患者下丘脑-垂体的反应能力明显受损。在重症监护室中，约 50% 的患者 T_3、T_4 皆降低。部分患者的 TT_4 和 FT_4 呈分离状态，TT_4 降低，而 FT_4 则正常或反而升高。FT_4 水平升高的原因部分是由于游离脂肪酸的释放入血增多，可能血液循环中还存在未被鉴定的、能够抑制 T_4 与甲状腺素结合球蛋白（TBG）相结合的物质。

当病情发展至严重持久阶段时，TT_3、FT_3 降低更为明显，血浆和组织中 T_3 皆重度下降，TT_4、FT_4 进一步降低，rT_3 仍较高，但其升高程度已不如前一阶段，TSH 下降更为显著。在严重的急性呼吸窘迫综合征、机体明显消耗的肿瘤合并恶病质、严重感染、肾功能衰竭、肝功能衰竭、心力衰竭等危重患者中，几乎全部都有非甲状腺性病态综合征，而且 TT_4 降低的程度与病情的严重度和疾病的预后有关。

经有效治疗，病情好转或恢复时，TT_3、FT_3 的降低程度减轻，但仍低于正常，TT_4、FT_4 仍低，rT_3 仍较正常为高。值得注意的是，血中 TSH 上升，达到超过正常水平，提示垂体分泌 TSH 功能好转。病情恢复 1 ～ 2 个月后，T_4 和 TSH 逐渐恢复正常。

由上述甲状腺功能的变化情况，我们可以看出，在低 T_3 综合征的时候，TT_3、TT_4、FT_3、FT_4、TSH 的变化可以呈现出不同的组合，因此单纯靠低 T_3 或

者低 T_4 绝对无法诊断甲减。甲减和低 T_3 综合征的诊断需要综合评估患者可能存在的原发病的临床症状、严重程度、实验室检查及甲状腺激素的变化情况。

在非甲状腺疾病的情况下，当机体处于饥饿状态、患有慢性中或重度的消耗性疾病，或处于急性中或重度的应激状态时，血液中的甲状腺激素水平会异常。在排除甲状腺疾病和药物影响的前提下，可诊断为低 T_3 综合征。该综合征在某一阶段可表现为血清 TT_4、FT_4、TT_3、FT_3 都降低，TSH 水平正常或下降，因此低 T_3 综合征特别需要注意与继发性甲减相鉴别。继发性甲减的患者常常合并垂体其他激素分泌缺乏，如促性腺激素和促肾上腺皮质激素缺乏，且甲减患者往往 rT_3 降低，可资鉴别。

188. 甲减要与哪些疾病鉴别？

甲减会引起全身各个系统多种多样的症状，包括精神神经系统、消化系统、呼吸系统、心血管系统、血液系统、内分泌系统、骨关节系统等。因其起病隐匿，表现出的症状经常容易与其他疾病相混淆，以致在就诊时经常被误诊。因此，甲减需要与其他系统的疾病进行鉴别。

甲减会引起黏液性水肿，与我们平时常见到的水肿并不一样。甲减所致的黏液性水肿以眼周、锁骨上窝、手足背较为明显，为非可凹陷性，也就是按压水肿部位的皮肤不会出现凹陷，同时甲减还会伴有少汗、皮肤粗糙脱屑，这些表现可与肾病、心力衰竭、肝硬化所致的以下肢为主的可凹陷性水肿相鉴别。

甲减所引起的浆膜腔积液包括腹水、心包积液、胸腔积液及关节腔积液。甲减合并浆膜腔积液起病比较缓慢，积液量一般不大。但是利尿药治疗的效果并不明显，原因在于积液中蛋白质、胆固醇及免疫球蛋白含量较高。在应用甲状腺激素替代治疗使甲状腺功能恢复正常后，积液可以逐渐吸收。合并浆膜腔积液的甲减常被误诊为结核、恶性肿瘤、结缔组织病、尿毒症等其他疾病。因此，对不明原因的浆膜腔积液，特别是病情稳定、病程较长、发展缓慢者，均应检查甲状腺功能，以排除甲减的可能性。

甲减患者可伴有听力下降、声音嘶哑、口齿不清等症状，也可能因为小脑功能障碍而导致步态不稳、眼球震颤、协调失调。此外，甲状腺功能减退的患者还可能合并高血压和高脂血症，因此很容易被误诊为脑血管病变或脑动脉硬化。尤其是甲状腺功能减退患者往往会出现嗜睡的症状，严重者甚至可能出现昏睡或昏迷，易被误诊为大面积脑梗死、脑出血。甲减患者常见智力减退，记忆力、注意力、理解力及计算力均减退，而且甲减时，基础代谢率下降，脑血流减慢，脑细胞氧及葡萄糖利用不足，从而逐渐出现神经系统退行性改变，易被误诊为痴呆。甲减患者常出现精神症状，如少语懒言、淡漠，严重者可出现幻听、幻视，故易被误诊为抑郁症、精神分裂症。女性患者主诉乏力、畏寒、肌肉酸痛、心悸、胸闷等症状，但无阳性检查结果，易被误诊为神经官能症。

甲减患者可以出现近端肌肉软弱无力，也可有暂时性肌强直、肌痉挛，尤以运动和寒冷环境中明显，还可以出现肌肉疼痛和进行性肌萎缩，同时伴有肌酶升高，这一肌肉的改变称为甲减性肌病。甲减性肌病容易被误诊为多发性肌炎或者重症肌无力。因此，有肌无力症状的患者，也应想到甲减的可能性。

甲减对心血管系统的影响，可以使患者出现心动过缓、心音低弱、心脏增大、心包积液、心肌肥大，往往还伴有高血压和高脂血症，因此容易被误诊为冠心病等心血管疾病。

甲减时，由于肾血流量减少、肾小球基底膜增厚，可出现蛋白尿，并且由于甲减可以使患者出现贫血、水肿、血压升高，容易被误诊为慢性肾炎。

病程长或病情严重的甲减患者，可以合并垂体肥大。而且因为甲减，患者还可能出现泌乳、性功能减退、月经紊乱等症状，故容易被误诊为垂体病变，尤其是垂体瘤。

因此，对于出现上述症状的患者，一定要进行甲状腺功能的检查，以免延误病情。若确定患者存在甲减，应用甲状腺激素替代治疗后，上述症状往往都能够得到纠正。

189. 给甲减患者补充 T_3 还是补充 T_4？

可用于治疗甲减的甲状腺激素制剂包括：左甲状腺素（LT_4）、干甲状腺片、左旋三碘甲腺原氨酸（LT_3）以及 LT_3/LT_4 的混合制剂。目前国内最常应用的是 LT_4，干甲状腺片在市面上已经较少见到，而 LT_3、LT_3/LT_4 的混合制剂则尚未在国内上市。

LT_4 的剂型包括每片 50μg 和 100μg 两种，半衰期约 7 天，生物利用度为 80% 左右，是临床上最常用于治疗甲减的药物。干甲状腺片是利用家畜甲状腺的干燥粉末加工而成，因其相对来源丰富、价格低廉，曾是国内应用最多的甲状腺激素制剂，但是由于其中甲状腺激素的含量不稳定，生物效价变异性大，易出现不良反应，调整剂量也较困难，会造成治疗后甲状腺功能不稳定，所以现在已经较少应用。LT_3 吸收和代谢均较迅速，起效快、作用强，但是因其血浆半衰期短，约为 1.4 天，故药效撤退也较快，持续时间短，通常需要每日分 2～3 次给药，而且服用后血中药物浓度波动较大，容易发生医源性甲亢，尤其老年人应用时风险较大，不宜作为甲减的长期治疗。同样，LT_3/LT_4 的混合制剂因其含有 LT_3 也较少使用。因此，甲状腺激素替代治疗时应尽可能选择应用 LT_4。

190. 什么是呆小病？

呆小病，也就是先天性甲减，指发生在胎儿期或新生儿期的甲减。根据病因不同，可分为地方性和散发性两类。地方性呆小病多发生于碘缺乏地区，由于碘缺乏所致的呆小病又称为"克汀病"。我们知道，碘是甲状腺合成甲状腺激素所必需的原料，胚胎期缺乏碘元素则会引起呆小病。妊娠期准妈妈饮食上如果碘的摄入不足，供给胎儿的碘也会不充足，胎儿期甲状腺激素合成不足，会严重影响胎儿中枢神经系统的发育，尤其是大脑，使得新生儿出生后易患有智力障碍，生长迟缓导致身材矮小，并常伴有听力和语言障碍。散发性呆小病的临床表现与地方性呆小病相似，但多数病情较轻，其病因主要包括甲状腺发育不全、甲状腺激素合成障碍、中枢性甲减、新生儿一过性甲减等。其中，新生儿一过性甲减的发生原因包括母亲在孕期服用抗甲状腺药物、碘摄入异常及母体促甲状腺激素受体抗体（TRAb）亚型促甲状腺激素刺激阻断性抗体（TSBAb）透过胎盘抑制胎儿甲状腺功能等。

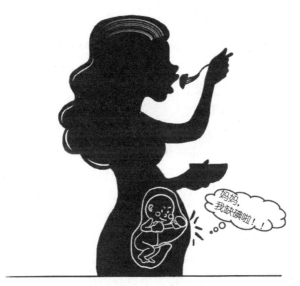

191. 为什么新生儿需要进行甲状腺功能筛查？

随着食盐加碘的普及，妊娠期保健的加强，优生优育意识的提高，新生儿甲减较先前明显减少。研究显示，新生儿甲减的患病率为 1/4000 ~ 1/2000。但是，新生儿甲减对生长发育的影响极大，且过程缓慢，临床表现往往不明显。因此，新生儿甲减的早期诊断和早期治疗就十分重要，治疗越早对婴幼儿健康的损害越小。延误诊断和治疗，往往造成不可逆转的影响，包括智力障碍和身材矮小等，将会给家庭和社会带来沉重的负担。采集新生儿足跟血用于诊断新生儿甲减非常方便，费用也较低，因此所有新生儿都要进行甲状腺功能筛查。

192. 新生儿甲减筛查的方法是什么？

我国自 1981 年开始，对新生儿进行先天性甲减的筛查，并在 1995 年颁布的《中华人民共和国母婴保健法》将先天性甲减列入筛查的疾病之一。测定足跟血 TSH 是最可靠、最方便的筛查方法，新生儿出生后 3 ～ 5 天内取足跟血测定 TSH 水平作为初筛，如果遇到可疑病例则会进一步进行其他甲状腺功能相关激素的测定。该方法虽然是有创性检查，但是仅在足跟处留取极少量血液，采集标本简便，假阳性和假阴性率极低，故为患儿早期确诊的有效措施。

需要注意的是，将 TSH 作为筛查指标的缺点是不能诊断先天性中枢性甲减和 TSH 延迟升高的甲减。尽管如此，TSH 检测的敏感性高，漏诊的先天性中枢性甲减的患病率非常低。因此，我国目前与国际上大多数国家一样，仍然将 TSH 作为筛查指标。

193. 如何处理新生儿甲减？

新生儿甲减应早期诊断、早期治疗，必须在产后 4 ～ 6 周开始，以避免出现不可逆性的神经系统损害和发育障碍。最常用的药物是左甲状腺素（LT_4），半衰期达 7 天，LT_4 的血清浓度稳定，每日一次服用即可。与成年型甲减的治疗原则不同，新生儿甲减用药需要早期、大剂量、迅速使甲状腺激素水平恢复正常。根据甲状腺功能检查结果进行及时调整，直至症状改善、甲状腺功能恢复正常，此剂量即作为维持剂量，并且还应该在将来的治疗过程中按照医生的建议进行定期随访。服药时，可以将药片压成药粉，与母乳、配方奶或者水混合喂食，但不要与豆乳制品混合。以一小勺奶或水喂服，不建议用奶瓶等大容器，避免药物剂量出现偏差。干甲状腺片是从动物甲状腺组织中提取出来的甲状腺激素制剂，其中甲状腺激素的含量不稳定，生物效价变异性大，故目前已经很少应用。

新生儿甲减至少需要治疗 2 ～ 3 年，后期可以根据甲状腺功能情况尝试停药。如果病因是甲状腺发育异常，则往往需要终身服药。

194. 新生儿甲减和儿童甲减有什么特点？

新生儿甲减一般表现为嗜睡、反应差、听力障碍、语言障碍、表情不活泼、喂养困难，并且生长发育比同龄孩子慢，出牙、会坐、会走、会说话的时间都更晚，还可出现神经系统发育受影响的表现，如智力发育低下、淡漠。在容貌上，患儿面色苍白或蜡黄、水肿、头发稀少、皮肤粗糙、鼻梁低平、舌大唇厚，像个"小老人"。

儿童期出现的甲减，症状往往不很明显，经常表现为生长发育缓慢，也可以有不爱说话、学习成绩差、注意力不集中，有时候只是因家人发现其甲状腺肿大而来医院就诊。

由于新生儿、儿童存在不会说话或者表达能力弱的特点，故这两个时期的甲减更多需要家长们多加注意，仔细观察，才能及时发现。

195. 为什么儿童甲减会出现身高增长减慢?

甲状腺激素对于骨骼的生长发育是必需的。一方面，甲状腺激素能够直接促进骨和软骨的生长发育，甲状腺激素缺乏的患儿骨成熟延迟，生长速度降低，骨骺闭合晚，可表现为身材矮小。另一方面，甲状腺激素与生长激素在促进生长发育方面具有协同作用，甲减状态下甲状腺激素不足，生长激素的作用也会减弱甚至消失，而生长激素对于儿童的骨骼发育也是非常重要的。以上两方面共同导致了甲减儿童身高增长减慢。

甲减患儿如果不能得到及时诊治，其身高可以落后同龄同性别正常儿童数年。长期延误治疗的患儿，在甲状腺激素替代治疗后可以出现追赶生长。幼儿期起病，学龄期开始治疗的甲减，经过追赶生长，终身高可以达到预期的靶身高。而延误至青春期才开始治疗的甲减，因为身高落后严重，骨骺年龄偏大，加上性激素的影响，追赶生长时间比较有限，终身高往往低于预期的靶身高。

196. 合并存在耳聋的先天性甲减有何特殊之处? 怎么治疗?

先天性甲减本身可以导致听力下降，主要为中耳渗液所致。合并耳聋的先天性甲减还需要考虑 Pendred 综合征的可能性，本病又称为先天性甲状腺肿-耳聋综合征，是一种典型的常染色体隐性遗传性疾病。Pendred 综合征患儿出生时即可有耳聋，为神经性耳聋，严重者可表现为聋哑，也可为迟发性先天性进行性耳聋。除此之外，还可出现甲状腺肿，多在儿童期发病，也可在青春期时出现，为碘代谢异常所致，甲状腺肿多在耳聋之后发现，并逐渐发展，甲状腺功能正常和减退者各占 50%。还可能存在低钾低氯性碱中毒。确诊本病需进行基因检测。

Pendred 综合征以对症治疗为主，根据耳聋程度选择佩戴合适的助听器。伴有甲减的患儿，治疗原则与普通甲减无差别，也需要长期补充甲状腺激素。

197. 老年甲减有什么特点?

随着预期寿命的延长和人口老龄化加速，甲状腺疾病成为常见的老年疾病之一，我国 50% 以上的老年人存在甲状腺疾病。

老年甲减一般女性多于男性，我国一项社区调查结果显示，65 岁以上老年女性临床甲减和亚临床甲减的总患病率为 15.07%，而同龄男性则为 9.22%。与普通成年人甲减一样，老年人也以原发性甲减最多见，占全部甲减的 99% 以上，常见的病因为自身免疫性甲状腺炎、甲亢放射碘治疗后及甲状腺术后。药物性甲减比例增高，包括抗甲状腺药物过量、胺碘酮、锂制剂、细胞因子类药物（如干扰素-α）、针对免疫系统的肿瘤靶向药物等。在服用胺碘酮治疗心律失常的患者中，高达 20% 的患者会出现甲减，是老年人药物性甲减最常见的原因。

老年临床甲减经常表现不明显，起病隐匿，症状不典型，进展缓慢，易被误认为正常衰老或其他常见疾病的征象，从而造成漏诊或误诊。比较常见的症状是水肿、便秘、精神差、不爱说话、睡觉特别多、声音嘶哑等，甚至有的老人因为胸闷等症状看心内科，检查发现心包积液，查甲状腺功能后才确诊为甲减。老年临床甲减可增加心血管疾病、认知功能障碍、贫血等疾病的发生风险。在老年人中，亚临床甲减更为常见，患病率接近20%，并且随年龄增加而增高。老年人的亚临床甲减多数没有症状，或者有记忆力减退、行动迟缓等类似衰老的表现。$TSH \geq 10mIU/L$ 会增加心力衰竭、骨折及死亡的风险。

治疗目的是缓解症状，避免进展为黏液性水肿昏迷。TSH控制目标要根据年龄、心脏病及其危险因素、骨质疏松症、骨折风险等情况进行个体化制订。左甲状腺素（LT_4）为甲减的主要替代治疗药物，起始剂量通常低于普通成年人，有缺血性心脏病的老年患者起始剂量宜更小，且调整剂量更慢，以防止诱发心绞痛或加重心肌缺血。

198. 甲减终身用药符合"凡药三分毒"吗？

"凡药三分毒"中的"毒"，也有狭义和广义之分。古时候，药即是毒，毒即是药，毒性也代表着药性的强弱。而在现代，人们对"毒"的理解趋于狭义，即毒副作用。"凡药三分毒"更多指的是不能随便吃药，而不是不能吃药。

用于治疗甲减的左甲状腺素（LT_4）是一种人工合成的甲状腺素（T_4），与人体内合成和分泌的 T_4 分子式相同。如果剂量合适，一般不会具有不良反应，即使终身用药也没有这类问题。少数人在开始服用的时候可出现心悸、睡眠不佳，但一般会慢慢适应。剂量不合适时，可通过监测甲状腺功能变化，及时调整药物剂量，也能够避免药物过量或者不足带来的相关临床问题。在美国食品药品监督管理局（FDA）的妊娠安全等级分类中，属于安全性最高的A级，妊娠和哺乳期使用也是安全的。

199. 市场上的甲状腺激素制剂有哪几种？

国内常见的甲状腺激素制剂包括干甲状腺片和左甲状腺素（LT_4）。干甲状腺片是以猪或者牛的甲状腺组织为原料经过焙干磨粉压制而成，因其效价不稳定，不同厂家、不同批次的作用效果可能有所差异，并且剂量较大时需要分次服用，给患者带来不便，目前已经逐渐淡出市场。LT_4是人工合成的甲状腺素（T_4），与人体内合成和分泌的 T_4 分子式相同，效价稳定，有口服和静脉两种剂型，口服剂型每天一次服用，价格也很便宜，目前临床上绝大多数甲减患者均服用LT_4。干甲状腺片 $40 \sim 60mg$ 与 LT_4 $100\mu g$ 的效价基本相当。

在国外，还有左旋三碘甲腺原氨酸（LT_3）、LT_3/LT_4 的混合制剂等，因其目前尚未在国内上市，故此处不作过多介绍。

200. 甲状腺激素需要每天服用一次还是几次？

目前临床上常规使用的甲状腺激素是左甲状腺素（LT_4），其半衰期长达7天，每天一次服用，便能够获得稳定的血药浓度，服用时间为早餐前半小时或以上（通常建议在早晨起床后服用），将一日剂量一次性用适量水送服。有些人认为，每日多次服药可以获得更稳定的血药浓度，其实这是没必要的，同时多次服药的频率还会使得患者依从性降低。由于LT_4半衰期长，达到血药浓度稳定后，偶有漏服一次，也不会明显影响甲状腺功能指标。

如果药物剂量大，每日一次服用数小时内，部分患者可能出现心悸、出汗等不适，这种情况下也可以考虑分两次服用。

201. 甲状腺激素应该是清晨服还是睡前服？

一般推荐左甲状腺素（LT_4）服用时间在早餐前半小时或以上，不同的服药时间相比较，从吸收最好到最差排序分别是早餐前 30 ~ 60 分钟、睡前、早餐前30 分钟以内及进餐时，所以清晨空腹和睡前服药都可以。

一般选择清晨服药，将每日药量一次性顿服。早晨吃药能够让患者养成良好的服药习惯，避免漏服。由于早餐前 30 分钟或 60 分钟不容易把握，因此建议早晨起床后立即服药。

对于上班族而言，早晨时间往往比较紧张，并且如果早餐习惯喝牛奶或者豆浆可能会影响 LT_4 的吸收，所以也可选择睡前服药。睡前服用需要注意距离晚餐3 ~ 4 小时以上，服药后不要再吃夜宵。但是睡前服药，对于一部分甲状腺癌术后患者，可能存在影响。因为这部分患者的 LT_4 剂量偏大，以便使 TSH 处于抑制状态，夜间用药可能会影响患者的睡眠质量。

202. 加衡和雷替斯与优甲乐是完全一样的吗？

甲减患者需要进行甲状腺激素替代治疗，常用的甲状腺激素制剂是左甲状腺素（LT_4），国内市面上最常见的是优甲乐、雷替斯及加衡。这三个名字是不同厂家所用的商品名，其化学成分都是 LT_4，因此三种药物的主要成分、适应证、使用方法等方面都是一样的。患者可以选择三种药物中的任何一种，而且也可以进行三种药物等量替换。

203. 冬天和夏天服用甲状腺激素，是否需要调整剂量？

有研究显示，TSH 存在一定的季节变化性，在炎热的天气，TSH 会轻度下降，而到了寒冷的冬季，TSH 又会轻度升高，可能与人体在冬季需要更多热量维持体温有一定关联。不仅仅是不同季节，患者在不同的地区，可能也会出现甲状腺功能的波动。所以，即使甲状腺功能持续稳定的患者，也建议至少 3 ～ 6 个月复查一次甲状腺功能，这与温度、环境的变化有一定的关系。

因此，有部分患者左甲状腺素（LT_4）的用量，在夏天确实略小于冬天用量。但这不是普遍的规律，季节变换不是调整药量的依据，是否需要调整剂量应该根据近期甲状腺功能的检查结果来决定。

204. 漏服甲状腺激素了怎么办？

左甲状腺素（LT_4）的半衰期为 7 天左右，偶尔漏服一次，对已经达到稳定的血药浓度影响不大，所以在化验甲状腺功能当天，是否需要吃药都不会影响化验结果。但是，如果经常漏服，就会影响到血药浓度，从而影响治疗效果，造成甲状腺功能波动。根据临床经验，如果早晨漏服 LT_4，可以在午餐前 0.5 ～ 1 小时补上；如果午餐前也遗忘了，可以在晚餐前 0.5 ～ 1 小时补上。如果晚间和睡前还是忘记了，是否第二天需要一下子服两天的药量，目前尚有争议。虽然第二天双倍剂量补服，对于血药浓度影响不大，但是由于短暂的血药浓度增加，可能会导致部分患者出现引起心悸、心率过快等心脏不适。

因此，患者一定要养成每日固定时间服药的良好习惯。如果出现漏服，最好在医生指导下确定是否需要补服以及补服的时间和剂量。

205. 哺乳期应当如何服用甲状腺激素？

很多哺乳期妈妈都担心服用甲状腺激素制剂会影响孩子，造成孩子的甲状腺功能异常，因此拒绝哺乳期继续服用左甲状腺素（LT_4），或者自行减少药物的剂量。其实这种担心大可不必，自行停药或者减少药物剂量的做法更不可取。

母乳来源于乳腺的分泌，母乳中含有少量来源于母体的甲状腺激素。而母体的甲状腺激素包括自身分泌的和服用 LT_4 中而来的。研究显示，母乳中甲状腺素（T_4）的含量为 0.17 ～ 1.83μg/L，如果按照每天喂食 1000mL 母乳计算，孩子经母乳摄入的 T_4 仅为 0.17 ～ 1.83μg，并且还不能完全吸收利用，而大部分婴幼儿每日 T_4 需求量为 40 ～ 60μg。可见，LT_4 经母乳分泌的浓度低，不会影响孩子的甲状腺功能。

如果实在担心的话，可以在哺乳后服药，并在服药 2 ～ 4 小时后再进行下一次哺乳。

206. 老年临床甲减患者补充甲状腺激素制剂时需要注意些什么？

老年临床甲减患者的治疗首选左甲状腺素（LT_4），建议从每日 12.5 ～ 25μg 小剂量起始，调整剂量的间隔时间也要适当拉长。老年人甲减的治疗需避免替代治疗过度的风险，《中国老年人甲状腺疾病诊疗专家共识（2021）》建议，控制目标根据不同情况有所不同：无心脏病或心脏病危险因素的 60 ～ 70 岁老年患者，TSH 控制目标与普通成年人相同，可将 TSH 控制在正常参考值范围的上 1/2；70 岁以上的老年患者，血清 TSH 控制目标应在 4 ～ 6mIU/L，有心律失常或骨质疏松性骨折高风险的老年患者，血清 TSH 应控制在 6 ～ 7mIU/L。

年龄 60 ～ 70 岁的老年亚临床甲减患者，TSH ≥ 10mIU/L 则建议治疗，TSH < 10mIU/L 的患者如果有甲减症状或者伴有心血管疾病或其危险因素可考虑治疗；70 ～ 80 岁的患者 TSH ≥ 10mIU/L 伴有症状或者伴有心血管疾病或其危险因素可考虑治疗，TSH < 10mIU/L 者可定期随访；80 岁以上的老年亚临床甲减患者一般不推荐治疗。治疗药物同样首选 LT_4。

老年患者往往合并多种疾病，一定要注意 LT_4 与其他药物有无相互作用，并要注意用药间隔。老年人甲减需避免治疗过度，否则，反而会增加心脏病和骨质疏松症等的发生风险。

207. 服用甲状腺激素的注意事项有哪些？

甲减患者应该坚持每天服用左甲状腺素（LT_4），服用时间请参考本章问题 200 和 201，如果有漏服情况请参考本章问题 204。

因为有些药物和食物会影响 LT_4 的吸收和代谢。影响 LT_4 吸收和代谢的药物有钙剂、铁剂、胃黏膜保护剂、质子泵抑制剂、利福平、卡马西平等，与这些药物的服用间隔应当在 4 小时以上。影响 LT_4 吸收的食物有豆类、牛奶、高纤维食物、浓咖啡等，最好错开 1 ～ 2 小时以上食用。

208. 甲减患者经过治疗甲状腺功能恢复正常后可以停药吗？

很多甲减患者对于服用甲状腺激素制剂非常抗拒，难以接受终身服药，总是期待可以停药。在之前的问题中，已经详细描述了甲减的临床症状和危害，如果不给予治疗，对身体只能是有害无益。至于甲减患者经过治疗，甲状腺功能恢复正常后能否停药，则要根据不同病因，具体情况具体分析。

有些患者是由于亚急性甲状腺炎、产后甲状腺炎等导致的一过性甲减，或者因为备孕、妊娠期而开始服用甲状腺激素，不一定需要终身服药，是有停药可能性的。但是，多数甲减患者是由于桥本甲状腺炎、放射碘治疗后、甲状腺切除术后，这些原因导致的甲减往往是不可逆性的，需要终身用药的可能性大。

服药治疗后复查甲状腺功能恢复正常，是因为补充了外源性的甲状腺激素制剂，并不代表患者自身的甲状腺功能已经恢复。甲状腺激素治疗属于替代治疗，也就是说把身体里缺乏的那部分甲状腺激素补充上，缺多少、补多少。甲状腺功能正常，更多的时候是提示甲状腺激素替代治疗剂量合适。所以，不建议患者看到甲状腺功能恢复正常后就自行停药。

209. 甲状腺激素能减肥吗？

甲减容易导致体重增加，经过甲状腺激素替代治疗，甲状腺功能恢复正常后，患者增加的体重可能会回落，恢复到患病之前的体重。这种体重变化，是由于病情好转所致，并不是说甲状腺激素制剂属于减肥药，不能将甲状腺激素制剂用于正常人群的减重。

但是，有的不良商家宣传其减肥产品效果多么好，其实是暗中添加了干甲状腺片、左甲状腺素（LT$_4$）等甲状腺激素制剂。过量的甲状腺激素制剂的确有降低体重的效果，但这是一种非正常状态，称为药物性甲亢，不仅体重会减轻，还可对心血管系统、消化系统、骨代谢等造成不良影响。

因此，既不能将甲状腺激素制剂当作减重药物使用，也不要随便购买具有减重作用的非法"保健品"，否则可能会对机体造成很大的伤害。

210. 甲减患者手术时需要注意哪些事项？

手术是一种应激，而甲状腺激素在人体应对应激的过程中起重要作用。因此，甲减患者进行手术时要告知医师自己的病史，保持甲状腺功能在正常水平，以提高机体对麻醉和手术的耐受能力。最重要的注意事项就是不能随便停用甲状腺激素制剂，如果停药后甲状腺功能出现明显异常，有引起黏液性水肿昏迷的可能性，严重的话将危及生命。

对于急诊手术，无论甲状腺功能控制如何均可进行手术，但需要进行相应的处理，特别是黏液性水肿的患者。对于择期手术，亚临床甲减患者在没有甲减相关症状的情况下，不需要推迟手术，但应告知麻醉师。黏液性水肿的患者需推迟择期手术。轻中度的甲减患者需要根据临床表现和甲状腺功能检查的具体情况决定是否推迟手术。

211. 什么是黏液性水肿昏迷？

黏液性水肿昏迷又称为甲减危象，是甲减最严重的并发症，虽然发生率不高，但是一旦发病，其病死率可高达 20% ～ 50%。黏液性水肿昏迷多于寒冷季节发病，常见于甲减长期未获得治疗或者控制不佳的患者，老年人多见。起病隐匿，在一些诱因的刺激下，黏液性水肿会发展至昏迷，危及生命。该并发症的发生一般会有某些诱发因素，其中包括全身性疾病加重、创伤、麻醉或手术、中断甲状腺激素替代治疗、应用某些镇静类药物、寒冷等。典型的临床表现为：低体温，水中毒，呼吸和心率减慢，血压减低，四肢肌肉松弛，生理反射减弱，嗜睡甚至昏迷，休克甚至死亡。值得注意的是，有低血钠、低血压、低血糖等的患者，需警惕潜在的肾上腺皮质功能减退症。

212. 如何处理黏液性水肿昏迷?

黏液性水肿昏迷必须积极治疗,否则会危及生命。治疗首先要去除和治疗诱因,其中感染占全部诱因的35%。最重要的治疗还是补充甲状腺激素,通常会首先选用静脉注射 LT_4 或者 LT_3,但目前国内缺少相关的静脉注射制剂,所以我国临床上更多使用的是 LT_4 片剂,磨碎后通过胃管鼻饲,至患者的临床表现改善后,再改为口服给药。适当使用糖皮质激素,如氢化可的松,对黏液性水肿昏迷的处理也非常有帮助。黏液性水肿昏迷患者也要注意保暖,但是要避免使用电热毯,因其可以导致血管扩张,加重血容量不足。其他治疗措施还包括输液纠正低血压或休克,伴发呼吸衰竭、低血压、电解质紊乱、贫血等情况,应采取相应的抢救治疗措施。

213. 什么是亚临床甲减?

亚临床甲减简称为"亚甲减",是指包括 TT_3、TT_4、FT_3、FT_4 等在内的血清甲状腺激素水平正常,而血清 TSH 水平升高。最新的流行病学调查数据显示,我国成年人中亚临床甲减的患病率为16.7%,患病率随年龄增长而增高,女性多见。病因与临床甲减一致,自身免疫性甲状腺炎是最常见原因。查体可以发现甲状腺肿大,多数患者没有症状,但少部分患者可以出现轻度的怕冷、乏力、水肿、记忆力减退等。

妊娠期亚临床甲减是指妊娠妇女血清 TSH 水平高于妊娠期特异性参考范围上限,而 FT_4 水平在妊娠期特异性的参考值范围之内。如果无法获得 TSH 妊娠期特异性参考范围,妊娠早期 TSH 上限的切点值可以采用非妊娠人群 TSH 参考范围上限下调22%得到的数值或者4.0mIU/L。

214. 哪些人容易患亚临床甲减?

从上一问题的回答中,我们就可以知道亚临床甲减是一个患病率很高的疾病,那究竟什么样的人容易患亚临床甲减呢?亚临床甲减在女性人群中的比例要高于男性。除性别外,年龄也是一个主要的影响因素。亚临床甲减在老年人群中的比例会更高一些。在病因方面,亚临床甲减多见于有自身免疫性甲状腺炎病史者、有甲状腺手术史者、甲亢病史特别是放射碘治疗后的患者、有自身免疫性疾病个人史和自身免疫性甲状腺疾病家族史者,但也有些患者找不到明确的病因。

215. 亚临床甲减对人体有哪些影响?

人体从健康状态到亚临床状态,再到临床疾病的发病,有一个发展过程。在上述过程中,如果能够在更早阶段就发现异常,并进行早期防治,有望获得更多的益处。内分泌疾病中存在着很多亚临床疾病状态，亚临床甲减就是其中最常见的疾病类型之一。

大多数情况下，亚临床甲减没有症状，诊断主要依据血清学检查结果。程度较轻的亚临床甲减（TSH < 10mIU/L）一般对人体没有什么明显影响；程度重一些的亚临床甲减（TSH ≥ 10mIU/L）可引起高脂血症，并导致动脉粥样硬化。已有研究表明，亚临床甲减是缺血性心脏病的独立危险因素，还可能会降低女性受孕概率。未获得控制的妊娠期亚临床甲减可增加不良妊娠结局的发生风险，可能增加胎儿的神经系统和智力发育异常的发生风险。

216. 哪些因素会引起 TSH 水平升高？

在本书第二章"生命腺的养护工——甲状腺疾病常见的检查与化验"中，我们已经详细介绍了促甲状腺激素（TSH）的概念、临床意义、影响因素等。TSH水平升高的原因多见于甲减，导致血清 TSH 水平增高的其他原因包括：TSH 测定过程的干扰、药物的干扰、低 T_3 综合征的恢复期、肾功能不全、糖皮质激素缺乏、长期暴露于寒冷环境、垂体 TSH 瘤、甲状腺激素抵抗综合征等。

217. 诊断亚临床甲减的 TSH 水平到底应该是多少？

TSH 是评估原发性甲状腺功能异常最敏感、最早期的指标，原发性甲减的TSH 水平升高早于 T_4 水平的降低。亚临床甲减是指血清 TSH 水平升高超过正常参考范围，而其他血清甲状腺激素（TT_3、TT_4、FT_3、FT_4）水平正常。按照程度分为轻度亚临床甲减（TSH < 10mIU/L）和重度亚临床甲减（TSH ≥ 10mIU/L）。

妊娠期亚临床甲减不同于通常的亚临床甲减，有其特定的诊断标准。即妊娠妇女血清 TSH 水平高于妊娠期特异性参考范围上限，同时血清 FT_4 水平仍然保持在妊娠期特异性的参考值范围之内。我国《妊娠和产后甲状腺疾病诊治指南（第 2 版）》指出：妊娠早期 TSH 上限下降约 22%，试剂盒提供的 TSH 参考范围上限下降 22% 的数值与 4.0mIU/L 相近。所以，妊娠早期 TSH 上限的切点值可以采用非妊娠人群 TSH 参考范围上限下调 22% 得到的数值，4.0mIU/L 也可以作为中国妇女妊娠早期 TSH 上限的切点值。

218. 亚临床甲减有哪些临床表现？

多数亚临床甲减患者起病隐匿，无明显主诉不适，仅仅是进行实验室检查或者体检时发现。只有少数患者可出现甲减相关症状，包括疲乏、畏寒、体重增加、眼睑水肿、皮肤干燥、食欲减退、腹胀、记忆力下降等，但是多为轻度。所以，当患者甲状腺功能检查仅仅提示 TSH 轻度升高，而身体不适较重时，切不能武断地归因于甲状腺功能异常，还需要排除其他系统疾病。

219. 亚临床甲减不治疗会自然恢复正常吗？

亚临床甲减在发生和发展过程中，甲状腺功能状态不是一成不变的，容易出现波动。在不治疗的情况下，部分患者在一段时间内也存在 TSH 恢复到正常范围的可能性。我国学者对于未接受治疗的亚临床甲减患者进行长期随访，研究结果显示，29% 患者仍维持亚临床甲减状态，5% 发展为临床甲减，其余 66% 患者甲状腺功能恢复正常。

因此，亚临床甲减患者需要定期复查甲状腺功能，以便及时明确甲状腺功能的波动情况。是否需要应用甲状腺激素替代治疗，需要遵从专业医生的指导。

220. 哪些情况下亚临床甲减需要进行治疗？

很多的亚临床甲减患者都非常关心的问题是，我的病情是否需要进行甲状腺激素替代治疗。如果治疗，总会担心要终身服药；如果不治疗，又觉得升高的 TSH 是个"定时炸弹"，让它长期升高，心里很不踏实。

其实，亚临床甲减是否需要治疗，与患者的症状、TSH 水平升高程度等因素有关。轻度亚临床甲减（TSH < 10mIU/L），如果没有任何临床症状，可以暂不进行治疗，定期监测甲状腺功能变化即可；如果是伴有甲减相关症状、甲状腺自身抗体持续高滴度、高脂血症或动脉粥样硬化的患者，一般可以考虑甲状腺激素替代治疗；重度亚临床甲减（TSH ≥ 10mIU/L）患者，通常均需要甲状腺激素替代治疗；备孕期亚临床甲减患者需要甲状腺激素替代治疗，调整 TSH 水平达到符合妊娠要求后，再进行妊娠；妊娠期亚临床甲减患者的治疗方案，会在下一个问题中进行详细阐述。

221. 如何处理亚临床甲减？

在上一个问题中，我们已经详细回答了"哪些情况下亚临床甲减需要进行治疗"。对于无须进行甲状腺激素替代治疗的亚临床甲减患者，需要定期监测甲状腺功能，了解甲状腺功能的动态变化。

达到治疗标准的非妊娠期亚临床甲减患者，多数需要长期服用左甲状腺素（LT_4）治疗，并监测甲状腺功能变化，根据检测结果调整剂量，直至 TSH 水平恢复到正常范围。

妊娠期亚临床甲减患者应根据 TSH 水平、TPOAb 是否阳性，选择不同的治疗方案。如果需用药，要服用 LT_4。治疗目标、监测频率，与妊娠期临床甲减相同，目标是将 TSH 控制在妊娠期特异性参考范围的下 1/2，如果无法获得妊娠期特异性参考范围，TSH 可控制在 2.5mIU/L 以下。妊娠结束后可考虑停药，并于产后 6 周复查甲状腺功能，根据患者甲状腺功能决定是否需要长期服用 LT_4。

222. 亚临床甲减患者平素生活饮食中应当注意什么？

亚临床甲减患者应该保持均衡的饮食，并要适度摄入碘。平时可以选择食用加碘盐和海产品，但是应严格限制食用海带、紫菜、海藻类和虾皮等富含碘的食物。对于亚临床甲减孕妇，可以适量增加海产品的摄入量。如果孕吐严重，甚至可以摄入富含碘的食物，比如海带、紫菜、海藻类和虾皮，以满足胎儿生长发育的需求。在临床工作中，经常看到亚临床或临床甲减患者食用无碘盐，这是不必要的，而且会增加缺碘的风险。

关于海产品的摄入量，每个人的需求是不同的，因此很难给出每周或每月食用海产品的具体次数建议。

（张晶晶　刘国强　田勍）

第五章

各种各样的
甲状腺炎

223. 什么是亚急性甲状腺炎？

首先，先来介绍一下什么是甲状腺炎。甲状腺炎是各种因素导致甲状腺原本正常的组织出现炎症性破坏，从而表现出一系列临床症状的疾病过程。这些因素可以是外来的，例如病毒、细菌感染、创伤、药物等；也可以是源于体内的，例如自身免疫反应。甲状腺炎的病因不同，其临床表现和疾病发展的结局差异也可以很大。接下来我们要介绍的亚急性甲状腺炎，这是转归较好的一种类型。

亚急性甲状腺炎，简称为"亚甲炎"，多数是病毒引起的甲状腺炎。通常它会步流感或普通病毒感冒的"后尘"出现。主要表现为发热、颈部肿大、疼痛及甲状腺功能异常。亚急性甲状腺炎是一种自限性疾病，也就是说患上该病后，即使什么都不做，疾病也会慢慢自行好转。然而，亚急性甲状腺炎的症状可轻可重，好转的过程可快可慢。因此，实际情况中还是有相当一部分患者需要通过药物治疗来减轻症状和改善相关的临床问题。

那么出现什么症状就需要怀疑是否得了亚急性甲状腺炎呢？下面大家来看看亚急性甲状腺炎的临床表现。

（1）呼吸道感染的症状　亚急性甲状腺炎大多是呼吸道病毒感染后，病毒继续侵袭甲状腺所导致的。多数首先表现出"感冒"症状，例如咽痛、乏力、肌肉酸痛，还可能出现发热。发热在最初是感冒引起的，但当病毒侵袭并破坏了甲状腺时，就可能导致体温进一步升高。大多在发病后的 3～4 天达到高峰，1～2 周消退。多数是轻中度发热，但也有少数体温可高达 40℃。

（2）甲状腺区疼痛　甲状腺的位置在脖子前方，所以亚急性甲状腺炎的疼痛多始发于颈部。可以是一侧或双侧，也可以先从一侧开始然后扩散或转移到另一侧。放射痛也是它的特点，就是说颈部的疼痛可以"窜"到耳根、咽部、下颌、脸颊甚至是胸背部。疼痛大多比较明显、持续，可以在"扭头""转脖子""吞咽"时加重。少数亚急性甲状腺炎患者也可以表现为隐隐疼痛，容易被误认为是咽喉炎。

（3）甲状腺肿大　有些患者会发现自己的脖子在短时间内突然"变粗"了，或者一侧"鼓了个大包"，摸上去比较硬、有压痛。这种甲状腺肿大与疼痛一样，可以是一侧或双侧，也可以从一侧扩散或转移至另一侧。但是，这类甲状腺肿大多数会随着炎症的减轻而消退，少数遗留轻度甲状腺肿或小结节。

亚急性甲状腺炎的发展过程是什么样的呢？该病大多可分为三个阶段：急性发作期、缓解期及恢复期，整个过程可持续数周，个别患者会达到数月。具体疾病过程如下。①急性发作期：患者可以有发热、乏力等全身不适，颈部疼痛常有放射痛的特点，摸起来偏硬、有压痛。有些患者还会表现出明显类似甲亢的症状，如心悸、多汗、精神亢奋等。实验室检查显示血沉明显增快，甲状腺功能检查中 T_3、T_4 水平升高但促甲状腺激素（TSH）水平下降，甲状腺摄碘率反而降低。

②缓解期：甲状腺的炎症消退、局部的疼痛和肿大呈减轻趋势。甲状腺功能异常程度也逐渐在好转。③恢复期：颈部疼痛和类似甲亢的症状完全消失，实验室检查指标回到正常范围。

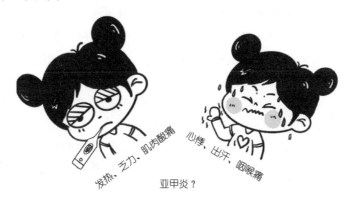

发热、乏力、肌肉酸痛　　亚甲炎？　　心悸、出汗、咽喉痛

颈部疼痛、肿大

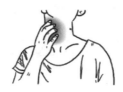

224. 哪些原因可引起亚急性甲状腺炎？

很多亚急性甲状腺炎的患者，都很想搞明白到底是什么原因引起的这种疾病。亚急性甲状腺炎的患者发病前大多有"感冒"的经历，目前普遍认为亚急性甲状腺炎的发生与病毒感染密切相关，其中包括柯萨奇病毒、腺病毒、流感病毒等。也有少数病例是继发于非病毒感染之后，例如疟疾等。遗传因素也可能参与发病。

既然大多数亚急性甲状腺炎是病毒感染导致的，那么我们平时必须注意锻炼身体，增强体质，减少病毒感染风险，这在一定程度上能够预防亚急性甲状腺炎的发生。由于细菌感染不会导致亚急性甲状腺炎，因此，尽管患者有咽痛、发热等类似细菌感染的临床表现，但是抗生素治疗通常无效。

225. 进行性咽喉痛，是得了甲状腺炎吗？

看了本章问题 223 的答案，大家就不难联想到该患者可能是得了亚急性甲状腺炎。因为下列一些特点可以与亚急性甲状腺炎对号入座：有 2 周前的感冒病史，出现咽部疼痛，并逐渐加重。那该患者就一定是亚急性甲状腺炎吗？作为普通人，我们可以再分析一些细节表现，来自己做一下初步的鉴别诊断，常见的情况可能有如下几种。①亚急性甲状腺炎：咽部的疼痛感比较表浅，颈部疼痛更加明显，可能位置逐渐变化，有的向其他部位放射。自己用手触摸颈部有明显的压痛感，或者在颈部的前侧区域出现包块感。还有可能伴随出现发热或者心悸、多汗的高代谢表现。②急性咽炎：感觉疼痛主要集中在咽喉内部，吞咽时尤为明显，进食冰凉的食物瞬间疼痛感觉可减轻。用手触摸脖子时没有疼痛加重或者包块感。有时候可以自己照镜子看到咽喉两颊和后壁的红肿。但是急性咽炎大多经过 1 ～ 2 周能够好转，所以如果疼痛持续 2 周以上还在不断加重，就要寻找其他原因了。③扁桃体炎：疼痛的特点与急性咽炎相似，一般也不会有脖子的触摸痛。但是全身症状可能更重，很多患者会出现发热、乏力。甚至对着镜子张口时能够自己看到肿大的扁桃体及其上面的白色脓苔。

当然，在真实场景下，每个人的症状都会有这样那样的变异，不少患者也是先去耳鼻喉科、呼吸科、发热门诊等，经过一系列检查，才最终被诊断为亚急性甲状腺炎，进而到内分泌科继续就诊。

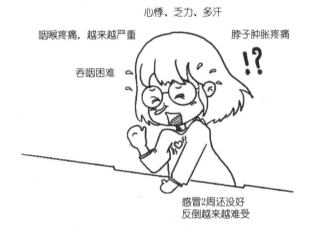

心悸、乏力、多汗

咽喉疼痛，越来越严重

脖子肿胀疼痛

吞咽困难

!?

感冒2周还没好
反倒越来越难受

226. 诊断亚急性甲状腺炎需要做哪些检查？

亚急性甲状腺炎的临床症状与其他疾病有很多类似的地方，治疗原则也有其自身特点，所以需要做相关检查才能做出准确诊断，并且需要定期复查，才能了解疾病的变化情况。

（1）一般检查

① 血常规：白细胞正常或轻度升高。中性粒细胞、淋巴细胞或者单核细胞都可以升高。

② 血沉：又称为红细胞沉降率。亚急性甲状腺炎的急性发作期血沉会明显增快，这是一个有代表性的指标。缓解期逐渐恢复，直至回到正常水平。

③ 其他：C 反应蛋白在急性发作期常常显著升高，免疫球蛋白可明显高于正常，但这两个指标不是必需的检查。

（2）甲状腺功能检查　患者甲状腺功能大多呈现一个动态变化的过程。急性发作期，T_3 和 T_4 水平升高，且 T_4 水平升高幅度更大，TSH 水平降低，呈现一过性的"甲亢"。缓解期，T_3、T_4 的水平开始下降甚至偏低，而 TSH 开始升高。恢复期，多数 T_3、T_4、TSH 能够回归到正常水平，这也提示了亚急性甲状腺炎在功能上的痊愈。为了与其他甲状腺疾病相鉴别，有时还需要检测甲状腺自身抗体。

（3）甲状腺超声　超声是一个方便、无创的诊断亚急性甲状腺炎的方法。可以看到甲状腺实质内不规则片状低回声，与正常甲状腺组织的边界模糊不清，病灶内少或无血流。等到恢复期复查超声，上述病变多数可以完全消失。

（4）甲状腺摄碘率测定　甲状腺摄碘率是通过检测甲状腺摄取碘的能力来评估甲状腺功能的一项检查手段。在亚急性甲状腺炎中，甲状腺摄碘率可随着疾病的阶段不同而逐渐变化，初期常明显降低，随着疾病的好转，摄碘率逐渐上升，并最终恢复到正常水平。备孕、妊娠及哺乳期女性禁用这项检查。

227. 亚急性甲状腺炎与桥本甲状腺炎有什么不同？

发病原因上，亚急性甲状腺炎多为病毒感染所致的急性炎症，而桥本甲状腺炎往往没有明显的感染诱因，多是自身免疫因素所致。两者存在本质不同。临床表现上两者之间也有很大的区别。

（1）起病缓急　亚急性甲状腺炎往往在相对短的时间就会出现明显症状，而桥本甲状腺炎起病隐匿，一般没有确切的发病时间。

（2）疼痛　亚急性甲状腺炎往往颈部甲状腺区域疼痛明显，而桥本甲状腺炎一般不出现疼痛。

（3）甲状腺功能　两种疾病都可以表现出一过性的"甲亢"，然后出现甲减的变化过程。但亚急性甲状腺炎的这个过程通常比较短暂，多数患病 1～3 个月后甲状腺功能就能够恢复正常。而桥本甲状腺炎则是一个慢性过程，可以在早期出现短时间的轻度"甲亢"，然后甲状腺功能逐渐下降直至发生甲减，多数不再自然恢复正常。

（4）实验室检查　亚急性甲状腺炎患者中血常规、血沉及 C 反应蛋白这些反映急性炎症的指标会有上升。而桥本甲状腺炎则不会出现上述指标异常，它比较重要的检查是 TgAb 和 TPOAb 的升高。但亚急性甲状腺炎有时也会出现甲状腺自身抗体暂时性升高，这是因为甲状腺受到急性炎症破坏后出现的反应，并不代表永久性的自身免疫反应。

（5）超声表现　在上一个问题中，大家了解到亚急性甲状腺炎的超声下表现是边界不清的片状低回声区。而桥本甲状腺炎的特征性表现是弥漫性、不均匀的低回声改变，其间可见到网格样、条索样的强回声改变。

（6）治疗　亚急性甲状腺炎的治疗主要是缓解疼痛、减轻一过性"甲亢"的症状。桥本甲状腺炎的治疗主要是针对疾病后期出现甲减后的甲状腺激素替代治疗。

（7）转归 亚急性甲状腺炎是一种自限性疾病，只有少数患者（5%～10%）发生永久性甲减，多数患者的症状和甲状腺功能异常能够完全好转。而桥本甲状腺炎中，大约有 50% 的患者会出现终身性的甲减。

228. 为什么亚急性甲状腺炎有"甲亢"的表现？

这里所谓的"甲亢"，其实应该是甲状腺毒症，指的是甲状腺释放进入血液循环中的甲状腺激素过多，进而出现全身高代谢的表现，例如发热、心搏加快、手抖、易饥饿、多食、精神亢奋等。在亚急性甲状腺炎的疾病过程中，甲状腺细胞受到破坏，甲状腺腺体里平时储存的甲状腺激素在短时间内大量释放。就好比瓶子里的水本来是通过瓶口徐徐流出的，但瓶子突然被砸破了个大洞，里面的水一下子都涌出来了。这样，血液中甲状腺激素水平的快速升高就会导致"甲亢"的症状。但实际上，亚急性甲状腺炎急性发作期的时候，甲状腺激素的合成能力反而因为炎症破坏而降低了。因此，亚急性甲状腺炎的"甲亢"只是表象上的、一过性的现象。

也有少数患者同时合并了亚急性甲状腺炎和甲亢（Graves 病），这时就需要通过病史、查体、实验室检查、疾病的动态变化等，仔细进行鉴别诊断。

229. 亚急性甲状腺炎的治疗方法有哪些？

亚急性甲状腺炎的治疗包括针对症状和针对甲状腺功能两个方面。

休息：由于亚急性甲状腺炎是病毒感染所致，通俗地讲，也就是甲状腺的"感冒"，所以充分休息、避免劳累是最基本的治疗。伴有发热或咽喉部疼痛的患者，多饮水可以改善症状。

解热镇痛药和激素治疗：对于发热程度轻、持续时间不长的患者，非甾体抗炎药［如布洛芬缓释胶囊（芬必得）、双氯芬酸钠（扶他林）、对乙酰氨基酚（泰诺林）等］可以起到退热、减轻颈部疼痛的作用，使用时间一般 2 周左右，或者感到症状消失时。有些患者出现高热、疼痛较剧烈，且非甾体抗炎药效果不佳时，可以在医生的指导下使用糖皮质激素（如泼尼松），症状可以得到迅速控制。糖皮质激素可继续应用 1～2 周，然后逐渐减量至停用，疗程 1～2 个月。随着甲状腺亚急性炎症的消退，糖皮质激素会最终停用，很少带来长期的副作用。

针对"甲亢"症状的治疗：心悸、多汗明显的患者，可以在医生指导下使用 β 受体阻滞剂，减轻不适症状。

针对甲减的治疗：少数患者在缓解期和恢复期可以出现甲减，如果甲状腺功能明显异常或者甲减症状明显，可以使用甲状腺激素替代治疗，动态监测甲状腺功能变化，以调整甲状腺激素的剂量。

需要强调的是，抗生素对亚急性甲状腺炎是无效的，患者不要滥用抗生素。"甲亢"也是暂时的，因此不应该使用抗甲状腺药物、放射碘治疗、甲状腺手术切除等治疗甲亢方案。

230. 治疗亚急性甲状腺炎时，是否需要服用镇痛药？

亚急性甲状腺炎的疼痛有轻有重，疼痛程度较轻时，以观察症状变化为主，不一定必须采用药物治疗。疼痛明显影响正常生活时，使用镇痛药是方便、有效的选择。正如上一个问题所述，非甾体抗炎药是常用的镇痛药。这类药物的副作用主要是胃肠道刺激，偶尔会出现严重的副作用，包括肝肾毒性、消化道出血。由于亚急性甲状腺炎治疗中所需的镇痛药剂量一般不大，而且应用时间短，故大多数患者可在医生指导下安全使用。

231. 治疗亚急性甲状腺炎时，为什么有的要服用糖皮质激素？

糖皮质激素有抑制炎症反应的作用，泼尼松（又称为强的松）是最常用的一种，其他还有泼尼松龙、甲泼尼龙、地塞米松等。亚急性甲状腺炎是一种炎症反应，因此泼尼松对该病的治疗效果也非常明确。

但是凡事都有两面性，泼尼松在强效抗炎的同时，也会伴随一些潜在的副作用。主要表现在：①可能升高血糖和血压；②消化道刺激，增加消化道出血的风险；③导致骨量丢失、骨质疏松症；④免疫力下降，机体容易感染其他病原体；⑤脂肪重新分布，就是人们常担心的"吃激素吃胖了"；⑥其他，如精神兴奋性增高、影响性激素的作用、促进蛋白分解等。需要强调的是，上述副作用一般是在激素剂量大、持续服用时间长的情况下更容易出现。在亚急性甲状腺炎的治疗中，口服泼尼松治疗通常为中小剂量、逐渐减量、总疗程短，因此实际情况下出现激素副作用的患者很少。尽管如此，患者在服用泼尼松的过程中，也应该注意对上述副作用的预防和发现。例如，同时服用保护胃黏膜或抑制胃酸的药物可以减少消化道刺激，同时服用钙片和维生素 D 可以预防骨质疏松症，注意休息，避免感染，监测血糖和血压，必要时调整降糖药物和降压药物等。总之，在亚急性甲状腺炎的治疗中，在专业医生的评估和指导下，我们不必惧怕糖皮质激素治疗。

232. 亚急性甲状腺炎发病时伴发甲亢，要不要服用抗甲状腺药物？

亚急性甲状腺炎是病毒感染后导致的破坏性甲状腺组织炎症。虽然有些患者会出现"甲亢"的临床表现，但其原因是甲状腺炎症破坏引起甲状腺激素一过性大量释放入血液的结果，实际上甲状腺本身合成激素的能力是降低的。患者大可不必看到化验单上甲状腺功能的异常情况，而过于紧张和害怕。本病中甲状腺激素水平的升高会逐渐恢复，甚至后期会逐渐回落至正常以下。如果此时应用了抗甲状腺药物，可能会进一步增加甲状腺功能减退症发生的概率。如果亚急性甲状腺炎引起了一过性的"甲亢"症状，主要的治疗原则是休息，症状明显时可以使用β受体阻滞剂，监测甲状腺激素水平的变化，等待甲状腺功能自行恢复正常。切记不要在诊断不清时或者看到化验指标异常时，就胡乱应用治疗甲亢的药物。

233. 为什么亚急性甲状腺炎后会发生甲减？

很多亚急性甲状腺炎患者，在疼痛缓解、体温恢复正常后，就松了一口气，觉得疾病已经痊愈了。但是，患者虽然没有明显的临床症状，仍然应该到医院复查甲状腺功能。理由是，亚急性甲状腺炎本质上是病毒感染后引起的破坏性甲状腺组织炎症，虽然早期可能出现血液循环中一过性甲状腺激素水平的升高，但由于甲状腺组织本身受到了炎症破坏，甲状腺合成激素的能力实际上是降低的，会短暂性出现没有能力合成充足的甲状腺激素的状态，这样就出现了甲状腺激素水平的下降甚至是甲减的状态，如果不去检测，就不能明确患者的甲状腺功能状态。

随着时间的延长，大多数患者会出现甲状腺组织炎症消退，其甲状腺功能会逐渐恢复至正常，但是少数患者可能遗留下终身性的甲减，需要长期甲状腺激素替代治疗。

234. 亚急性甲状腺炎患者需要注意哪些生活细节？

因为亚急性甲状腺炎持续时间有数周之久，患者会有相当长的一段时间出现颈部疼痛、发热，所以难免会有紧张、焦虑的心理状态。因此，提高患者对于该疾病的认识和理解，放松心情，这对于患者的身心康复也是至关重要的。

亚急性甲状腺炎是病毒感染后的一种自限性疾病过程，可以通俗地理解为甲状腺"感冒"了，因此生活方式的改变对疾病的好转是很重要的手段。与一般病毒感染类似，需要规律作息，保证休息、多饮水，这对甲状腺炎症的恢复、预防病情反复非常重要。饮食上，要清淡饮食，避免辛辣、油腻等刺激性食物，发病初期最好不饮用浓茶、咖啡等饮料。患者在"甲亢期"，尽可能不要吃过多的海产品，恢复期以后不再需要限制海产品，按照平时饮食习惯进食即可。

235. 什么是桥本甲状腺炎？

桥本甲状腺炎，又称为慢性淋巴细胞性甲状腺炎，是一种甲状腺自身免疫性疾病，因此又称为自身免疫性甲状腺炎。由日本外科医生桥本策（Hakaru Hashimoto）于1912年首次描述，故目前临床上常称为桥本甲状腺炎或桥本氏病。该病是仅局限于甲状腺的自身免疫性疾病。由于甲状腺局部免疫反应的异常，以淋巴细胞为主的炎症细胞浸润甲状腺，导致甲状腺结构和功能的异常。该病是一种慢性疾病，主要的危害是引起甲状腺功能异常，部分患者会随着疾病的进程而出现甲减，需要服用甲状腺激素替代治疗。

　　桥本甲状腺炎，在普通人群中的患病率可达 10% ～ 15%，女性的患病率比男性更高。近年来，随着健康体检和产前检查对甲状腺疾病进行较为普遍的筛查，桥本甲状腺炎的检出率也越来越高，几乎成为最常见的甲状腺疾病。

236. 桥本甲状腺炎与哪些因素有关？

　　换句话说，这个问题也就是桥本甲状腺炎的病因。目前认为，桥本甲状腺炎是遗传因素和多种内外环境因素共同作用的结果。临床上经常可以发现，同一家族中有多人患该病。目前发现有几个基因可能与桥本甲状腺炎患病相关，但该病不属于经典的遗传性疾病，基因变异会增加桥本甲状腺炎的患病风险，但却不是唯一的决定性因素。在后天的环境因素中，既往认为碘摄入过多可能导致桥本甲状腺炎。但是，最近的大型流行病学研究显示，碘摄入量增加对甲状腺疾病的总体患病率无显著影响。碘缺乏才与桥本甲状腺炎的患病率升高密切相关。在性别方面，女性患者的患病率要高于男性。

　　桥本甲状腺炎发病的本质是免疫调节异常。需要说明的一点是，这里的免疫调节，不是咱们日常生活中常说的"免疫力""抵抗力"。经常会有桥本甲状腺炎的病友问"我是不是要吃点儿好的补补身体？""是不是要锻炼身体增强免疫力啊？"其实这些与桥本甲状腺炎的关系不大。桥本甲状腺炎的免疫调节异常，指的是机体的免疫系统将原本正常的甲状腺组织"误认为"是异己物质，开始对其进行"攻击"。大量的炎症细胞进入到甲状腺中，它们可以对甲状腺组织发动直接的攻击，或者通过产生甲状腺自身抗体进而造成组织损害。所以，桥本甲状腺炎也被称为自身免疫性甲状腺炎。由于该病是免疫调节异常的结果，因此有时它也可以伴有其他的自身免疫性疾病。通常情况下，目前人类机体是无法通过加强某些方面或者避免某些方面，进而达到预防桥本甲状腺炎的发生和发展的。

237. 桥本甲状腺炎会遗传吗？

　　很多备孕妇女或者妊娠期的准妈妈们，得知自己患有桥本甲状腺炎后，都十分担心，害怕孩子出生后也会患有该病，所以经常会问医生，桥本甲状腺炎会遗传吗？

　　的确，桥本甲状腺炎的发生有家族聚集的倾向，人们也已经发现了一些基因变异与桥本甲状腺炎的发病风险相关。但是，通过上一个问题，我们大致了解到桥本甲状腺炎的发病是遗传因素与环境因素共同作用的结果。因此，父母患有桥本甲状腺炎，孩子只是患病风险会更高，并不是一定会发病，更不是一出生就会发病。患有桥本甲状腺炎的准妈妈，如果能够在妊娠期正规诊治，大多数不会直接影响孩子的发育（这一点将会在后面的问题中详述）。此外，目前我国已经常规对新生儿进行甲状腺功能的筛查，这将有助于对婴儿甲状腺疾病的早期发现和早期治疗。

238. 桥本甲状腺炎有什么症状？

桥本甲状腺炎发病很隐匿，常常难以察觉，大多数是在健康体检时偶然被发现，或者出现甲状腺功能异常的症状到医院就诊时才被发现。

甲状腺可以表现为肿大，摸起来手感偏韧，没有疼痛或者只有很轻的压痛，表面感觉可以是光滑的，也可以有不平或者结节感。少数甲状腺肿大明显的患者可有局部症状，例如"脖子发堵""脖子发胀"。

桥本甲状腺炎可以出现甲状腺功能异常，由此带来相应的甲亢或者甲减的症状。从发病到甲状腺功能异常通常需要经历漫长的时间。部分患者可以在早期出现甲亢，表现为机体高代谢的症状，例如怕热、多汗、手抖、心悸、体重减轻等。而后逐渐出现甲状腺功能减退，并且大多数患者经历很长的时间才会表现出可感知的甲减症状，例如乏力、困倦、食欲缺乏、怕冷、脱发、反应减慢、记忆力下降、水肿等。由于上述甲减相关的症状大多缺乏特异性，且为慢慢逐渐出现的过程，所以容易被忽略。个别患者可能因为长时间没有正规就诊，从而发展成严重的甲减，甚至可能出现昏迷和呼吸衰竭等危及生命的紧急状况。

需要强调的是，桥本甲状腺炎的患者中，发展为甲亢或者甲减的比例较小，且发展速度也很缓慢，绝大部分患者不会有临床症状。只要做好定期复查，桥本甲状腺炎患者的生活质量和健康状态都能够得到很好的维护。既不能忽略该病，不去医院定期复查，也不能每天提心吊胆，一有轻度不适就觉得病情突然有了不好的变化。

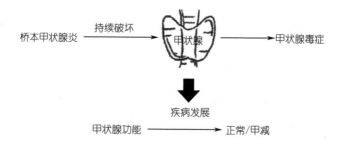

239. 如何诊断桥本甲状腺炎？

临床工作中，医生通常根据患者的临床症状、体征、实验室检查以及其他辅助检查来明确诊断。下面我们来逐一介绍相关检查：

（1）甲状腺功能　通过采血进行检查，可直接反映甲状腺功能状态。大多数桥本甲状腺炎患者甲状腺功能正常，少数处于疾病早期的患者会存在一过性甲亢，一部分患病时间长的患者会表现为亚临床甲减（即血液中 TSH 水平升高，T_3、T_4 水平正常）或临床甲减（即血液中 TSH 水平升高，T_3、T_4 水平降低）。

（2）甲状腺自身抗体　包括甲状腺球蛋白抗体（TgAb）和甲状腺过氧化物酶抗体（TPOAb），这两种抗体都是针对甲状腺成分的自身抗体，两者的异常升高，正是反映了体内存在针对甲状腺的自身免疫反应。在桥本甲状腺炎中，上述两种抗体可单一或同时升高，并且持续较长时间，这对于诊断桥本甲状腺炎有重要意义。

（3）甲状腺超声　超声表现为甲状腺弥漫性增大，光点增粗，可以是弥漫性的低回声，分布不均匀。其间夹杂着网格样的改变，这是比较特异性的超声表现，有时也会有结节形成。所以当超声提示甲状腺"弥漫性病变""实质回声不均匀""可见网格样改变"等，都是对于桥本甲状腺炎的超声检查结果描述。

（4）甲状腺摄碘率与放射性同位素扫描　甲状腺摄碘率可以正常、升高或降低，放射性同位素扫描可提示分布不均匀。但是，由于其他检查对桥本甲状腺炎的诊断大多已经足够，这两项检查对于诊断桥本甲状腺炎临床意义不大，更多的时候是用于帮助判断甲状腺功能异常的病因。

（5）甲状腺穿刺活检组织病理学检查　当诊断困难或者形成结节很难区分良恶性时，可以考虑进行甲状腺穿刺活检，取出一点点可疑部位的甲状腺组织，做病理学检查，有望得到最明确的诊断。

240. 治疗桥本甲状腺炎的方法有哪些？

目前医学上对于彻底消除桥本甲状腺炎尚没有可靠的方法，治疗的主要目的是纠正甲状腺功能异常和缓解症状。大部分桥本甲状腺炎患者，甲状腺功能正常，甲状腺无过度肿大、无明显压迫周围器官，可以暂时不用治疗、继续观察。日常生活中，注意避免劳累，消除对该病的紧张情绪，定期就医随诊即可。

当部分桥本甲状腺炎的患者出现了甲减时，可以根据甲减的程度来决定是否启动甲状腺激素的补充和替代，通常需要从小剂量开始，定期复查甲状腺功能并逐渐调整剂量至甲状腺功能达到正常。甲状腺激素为正常生理状态下甲状腺原本就合成的一种物质。因此，只要是在医生指导下适量补充并定期检测甲状腺功能，很少出现药物相关不良反应。

少数桥本甲状腺炎的患者还可表现为甲亢，尤其在疾病的早期。一方面医生会根据其他检查将该病与其他甲状腺疾病进行鉴别，另一方面对于存在甲亢症状的患者，可以使用 β 受体阻滞剂以减轻各种症状和不适。个别患者甲亢非常明显，也可以考虑短期使用抗甲状腺药物。由于桥本甲状腺炎的转归总体上是往甲状腺功能减退症的方向发展，所以即使应用抗甲状腺药物，通常会选择小剂量、短时间的应用，治疗期间也要定期复查甲状腺功能，及时减量或停药。绝大多数患者不需要手术治疗或者放射性碘治疗。

241. 是否需要针对桥本甲状腺炎升高的抗体进行治疗?

很多桥本甲状腺炎的患者看到了升高数倍或者数十倍的甲状腺自身抗体,都会比较害怕,总想用各种药物或者方法,把甲状腺自身抗体降低到正常范围内。其实,桥本甲状腺炎的患者大可不必对于升高的甲状腺自身抗体如此紧张。

目前尚没有确切的治疗方法能够达到长期安全有效地"降低抗体"。此外,也没有证据显示"降低抗体"的治疗能够取得明确的临床获益。因此,目前临床实践中,通常会建议患者关注甲状腺功能的动态变化,对于升高的甲状腺自身抗体不必做特殊干预。

242. 桥本甲状腺炎患者什么情况下可以选择采用手术治疗?

很多患者得知自己患有桥本甲状腺炎,去医院就诊前会很忐忑,除了担心这个疾病是否会长期存在,还会担心是否需要手术切除甲状腺。其实,桥本甲状腺炎患者多数表现为甲状腺功能正常,只有少部分会出现甲减或者一过性甲亢,很少会需要考虑手术治疗。但是,在特殊情况下,例如甲状腺肿大特别明显,影响到美观,或者有压迫邻近器官的患者,可以考虑手术治疗,切除部分甲状腺组织。

243. 发现桥本甲状腺炎后,需多长时间到医院进行一次随访?

确诊桥本甲状腺炎后,一般根据甲状腺功能的状态来确定治疗和随访方案。如果甲状腺功能正常,只是单纯甲状腺自身抗体升高的患者,每半年至一年复查一次甲状腺功能和甲状腺超声。如果已经出现了明显的甲减,则需要服用甲状腺激素替代治疗,这类患者在刚开始调整药物剂量的时候,随访需要比较密集,2～4周复查一次,随着药物剂量和甲状腺功能的稳定,随访间隔逐渐延长到半年至一年。极少数情况下,表现为甲亢且程度明显、持续的患者,需要小剂量服用抗甲状腺药物,他们需要在开始服药的第1～2周及此后的每个月视情况定期复查甲状腺功能、血常规及肝功能,以便及时调整药物剂量、预防药物的不良反应。当然,临床实践中,每个患者的情况都各有特点,因此需要在专科医生的指导下制订个体化的复查复诊方案。

244. 桥本甲状腺炎患者是否需要补硒治疗?

到医院就诊的部分患者,可能会查阅很多医学资料和网络信息,看到不少有关微量元素硒与甲状腺疾病的资料。硒是人体必需的一种微量元素,具有抗氧化和抗炎作用。甲状腺组织中含硒量高,以一种硒蛋白的形式存在,硒蛋白对于人体的甲状腺功能起着重要的调节作用。

一些临床研究显示,在硒元素缺乏的地区,桥本甲状腺炎的患病率升高。部分临床研究提示,补充硒对于桥本甲状腺炎患者甲状腺功能水平的稳定、甲状腺自身抗体的降低具有一定的作用。但是，硒过量也会存在一定的健康风险，长期过量服用硒会导致皮肤瘙痒、胃肠功能紊乱、血糖升高等不良反应。此外，补硒对富硒地区的患者是否有益，还有待证实。中国营养学会推荐硒每日安全摄入量不超过 400μg，桥本甲状腺炎患者一般推荐每日摄入量为 200μg。

因此，并不是所有桥本甲状腺炎的患者都需要补充硒元素。对于硒缺乏的患者，可以考虑服用硒酵母等补硒药物进行治疗，补充这类药物时也要注意剂量不宜过大，时间不宜过久，并需要定期复查甲状腺功能和甲状腺自身抗体。

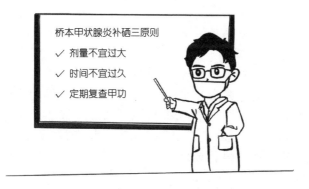

245. 桥本甲状腺炎患者发现妊娠后要注意什么?

随着人们对甲状腺疾病的重视和妊娠期甲状腺功能筛查的普及，很多育龄期女性会面临下列一些问题：患有桥本甲状腺炎能否妊娠？妊娠了才发现桥本甲状腺炎怎么办？患有桥本甲状腺炎的妈妈产后能够哺乳吗？下面我们来一一作答。

如果您被确诊为桥本甲状腺炎，首先不要紧张，大多数女性通过正规的监测和合理的干预可以拥有一个健康宝宝。前面我们已经说过，桥本甲状腺炎并不是经典的遗传性疾病，所以它本身不是妊娠的禁忌。但是，桥本甲状腺炎可能会影响患者的甲状腺功能，因此能否妊娠或者妊娠后是否会影响宝宝的发育，主要取决于甲状腺功能的状态。合并了临床甲减或亚临床甲减的女性，在妊娠前一定要规律服用甲状腺激素以纠正甲状腺激素的缺乏，之后再尝试妊娠。并且妊娠期需要调整甲状腺激素的剂量，使得甲状腺功能检查中的 TSH 在妊娠期达到符合妊娠特殊状态的标准。妊娠期间，人体对甲状腺激素的需求是增高的。孕前是一个人的需要，妊娠后就是妈妈和宝宝两个人的需要。尤其在妊娠的早、中期，宝宝的甲状腺还没有发育完全，自身合成甲状腺激素的功能还未建立时，妈妈体内充足的甲状腺激素对宝宝是尤为重要的。因此，即使妊娠前没有发生甲减的桥本甲状腺炎女性，在妊娠期也需要定期监测甲状腺功能，必要时及时服用甲状腺激素，从而为宝宝提供充足的发育原料。否则，甲减不但可能会降低妊娠的机会，也会影响宝宝的发育，增加流产、畸形及神经功能发育滞后的风险。对于单纯甲状腺自身抗体升高，但妊娠前甲状腺功能正常的女性，妊娠期 TSH 的控制水平究竟以多少为宜，需要内分泌科医生根据具体情况来制订个体化的治疗目标和甲状腺功能监测方案。

作为临床医生，还经常遇到一类准妈妈，她们格外关注甲状腺自身抗体，也就是甲状腺球蛋白抗体（TgAb）和甲状腺过氧化物酶抗体（TPOAb）的水平，看到自己的化验单上写着升高了数倍甚至数十倍的指标，非常担心和紧张。其实通过上面的说明，大家可以放轻松，目前没有科学证据提示抗体水平高低的本身会影响妊娠的结局。甲状腺功能才是桥本甲状腺炎患者备孕或妊娠期应该重点关注的指标。

最后还想补充一点，就是桥本甲状腺炎的患者大部分可以安心哺乳。因为宝宝在妈妈肚子里发育到足月时，宝宝自己的甲状腺功能已经发育成熟，出生后所需要的甲状腺激素就依赖宝宝自己的甲状腺来合成，并不依赖于妈妈来提供。此外，甲状腺自身抗体也不会由乳汁传递给孩子。因此，即便是合并了甲减的桥本甲状腺炎妈妈，她的乳汁对于孩子来说也是安全的。桥本甲状腺炎的妈妈在分娩之后，建议在产后 42 天左右复查甲状腺功能，并根据当时的实际情况来决定妈妈本人是否需要补充甲状腺激素。

246. 什么是产后甲状腺炎？

发生在产后一年之内的无痛性甲状腺炎称为产后甲状腺炎（PPT），可以伴随甲状腺功能的紊乱，患病率在 1.1% ~ 16.7%，对于刚刚生产的女性来说，这是一种比较常见的甲状腺疾病。

产后甲状腺炎的病因目前还没有十分明确，但普遍认为产后甲状腺炎是一种特定的、发生在产后的自身免疫性疾病。妊娠期间孕妇需要容纳一个与她自己身体完全不同的婴儿进行生长和发育，这个时期母体的免疫系统处于抑制状态，以避免对胎儿产生排异。而产后随着孩子离开母体，这种天然的免疫抑制状态将消失，免疫功能状态的快速变化可能是造成产后甲状腺炎的原因。

产后甲状腺炎的整个病程可持续 6 ~ 12 个月。妊娠初期甲状腺过氧化物酶抗体（TPOAb）阳性和患有其他自身免疫性疾病的女性，患产后甲状腺炎的风险增加。通常患者会经历甲状腺毒症期、甲减期及恢复期三个临床时期。产后甲状腺炎的甲状腺毒症是由于甲状腺组织破坏，甲状腺激素漏出所致，故 TT_4 和 FT_4 先升高后降低。非典型病例可以仅表现为甲状腺毒症期或者甲减期。

产后甲状腺炎通常没有特别突出的症状。多数患者是在产后检查时发现，少数是因为表现出"甲亢"或甲减的症状而就诊。产后甲状腺炎的主要变化在于甲状腺自身抗体和甲状腺功能。甲状腺球蛋白抗体（TgAb）和 TPOAb 大多呈轻度升高，促甲状腺激素受体抗体（TRAb）阴性。而甲状腺功能的状态则是变化多样的，可以是正常、"甲亢"、甲减，甚至是在"甲亢"与甲减间波动。产后甲状腺炎的甲状腺功能异常程度多数不严重。有"甲亢"症状的患者如果排除了

Graves 病，大部分不需要服用抗甲状腺药物治疗，日常生活中注意防止劳累、紧张，部分患者可能需要 β 受体阻滞剂来帮助控制心悸、兴奋等高代谢综合征。甲减明显的患者则需要补充甲状腺激素来纠正甲减。大多数产后甲状腺炎引起的"甲亢"或甲减情况通常能够逐渐自行恢复正常，但有约 20% 产后甲状腺炎患者的甲减一直持续，并成为永久性甲减，这就需要长期补充甲状腺激素。

由于产后甲状腺炎与妊娠和分娩有关，所以建议妈妈们在产后保持良好的心情，避免过度焦虑和劳累，这对产后甲状腺炎的预防和康复都是十分重要的。

247. 桥本甲状腺炎和甲亢可以同时发生吗？

桥本甲状腺炎是可以与"甲亢"同时发生的。一种情况是桥本甲状腺炎本身出现甲状腺组织破坏相关的甲状腺激素水平升高。这种情况通常出现在桥本甲状腺炎的疾病早期，程度轻，大部分患者不需要应用抗甲状腺药物。注意休息、平和情绪，可以服用 β 受体阻滞剂改善心悸、多汗、兴奋等甲亢症状。极少数患者在上述治疗效果不佳的情况下，可以辅助很小剂量的抗甲状腺药物来控制甲状腺功能，并需要规律复查，以便及时调整治疗。

同时，桥本甲状腺炎患者如果表现为甲亢，还需要检查另一种甲状腺自身抗体，即促甲状腺激素受体抗体（TRAb），来鉴别另一种疾病状态：桥本甲状腺炎合并 Graves 病或者在疾病发展过程中转化为 Graves 病。这一类患者甲状腺激素水平升高更为明显，甲亢相关的临床症状更为突出，并且血液中 TRAb 明显升高，这提示此时甲亢已经不是单纯的桥本甲状腺炎，而是合并或转变为 Graves 病。遇到这样的情况，甲亢的治疗除了上述所说的休息、β 受体阻滞剂之外，病情的控制通常还需要使用抗甲状腺药物，甚至是放射碘治疗或者手术治疗。

248. 桥本甲状腺炎会使甲状腺结节发生恶变的可能性增大吗？

尽管目前有关桥本甲状腺炎与甲状腺癌的关系还存在一些争议，但在桥本甲状腺炎患者中，甲状腺癌的检出率要高于没有桥本甲状腺炎的健康人群。此外，目前认为桥本甲状腺炎与甲状腺淋巴瘤之间也存在一定的关联性。因此，对于桥本甲状腺炎的患者，除了定期监测甲状腺功能外，甲状腺超声的复查也是合理和必要的。尤其对合并有甲状腺结节的患者，应重视甲状腺超声的复查和随诊。对于可疑恶变的甲状腺结节，必要时可进行甲状腺穿刺活检来明确结节的性质，以指导制订治疗方案。但是总体上讲，桥本甲状腺炎合并甲状腺结节患者发生恶变的概率不大，绝大多数患者预后良好。

249. 桥本甲状腺炎的预后如何？

桥本甲状腺炎有自然发展为甲状腺功能减退症（简称为甲减）的趋势，有的患者会逐渐出现甲减，但发生的时间不定。因为发展比较缓慢，所以可能大多数患者甲状腺功能始终是正常的。

通常而言，一旦发生甲减则是永久的，其程度明显时需要采用甲状腺激素替代治疗。由于甲状腺激素可以口服，且甲状腺功能的监测也比较方便，所以总体上对患者的生活质量影响不大。然而，临床实践中也的确发现有少部分患者甲状腺功能自发恢复正常的情况。因此，甲状腺功能的规律监测还是很有意义的。有些肿大的甲状腺或者甲状腺结节可以缩小或消失，由质韧变软。桥本甲状腺炎可能会增加甲状腺癌和甲状腺淋巴瘤的发生风险，但总体发生概率低。

总的来说，桥本甲状腺炎的患者不必过于紧张，最佳的管理方案是放松心情、保持合理的饮食、规律作息以及定期复诊。

250. 桥本甲状腺炎患者生活、饮食上要注意什么？

许多甲状腺疾病的发生可能与过度劳累、紧张等因素相关。换句话说，情绪和身体状态的变化可能是诱发甲状腺疾病的因素，包括桥本甲状腺炎在内。虽然这一点很难用严格的科学实验来证实，但作为临床医生，我们确实从很多前来就诊的患者中感受到了这一点。因此，不论从预防还是从治疗的角度，我们都建议大家规律作息、避免劳累，同时对本病也不要过度担忧和焦虑。

桥本甲状腺炎患者能否吃海产品呢？如前所述，目前认为碘和硒的缺乏增加罹患桥本甲状腺炎的风险。海产品含有丰富的碘和硒元素（尤其海带、紫菜、海藻类及虾皮），对于缺乏上述两种元素的地区的人们是很好的补充来源。但凡事也要有一个度，每周 2～3 次海产品是比较合适的。桥本甲状腺炎患者，在甲状腺功能正常的时候，要食用加碘盐，并保持适碘饮食，不要"谈碘色变"、拒绝所有含碘饮食。对于还处在严重甲亢状态的患者来说，建议暂缓食用海产品，待甲状腺功能得到控制后再考虑适量食用。

桥本甲状腺炎与麸质饮食之间的关系目前争议较大，尚无明确的证据显示，无麦麸的饮食模式对防治桥本甲状腺炎具有积极作用。

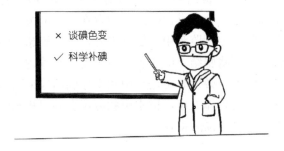

（刘烨　田勍　洪天配）

第六章

越来越常见的 甲状腺结节

251. 如何自我做甲状腺检查?

随着医疗条件的改善和人民群众保健意识的提高,疾病的发现和筛查常常可以在家中或院前进行,位置表浅的器官,如乳腺,自我检查就对其疾病的早期发现起到了重要的作用,甲状腺同样也是如此。

有些甲状腺疾病可以通过日常自我检查或者亲友间互相检查得以发现。甲状腺自我检查分为视诊(看)和触诊(摸)两个方面。

第一步视诊——看:正常的甲状腺位于甲状软骨下方和两侧,也就是男性喉结的下方和两侧位置,类似"正立的蝴蝶"形状。正常人甲状腺外观不突出,看不到,青春期可略增大。如果在此区域看到明显随吞咽动作上下活动、对称或不对称的"肿块",则提示甲状腺肿大的可能性。观察时需要在光线充足环境下进行,两手放在脑后、头向后仰及做吞咽动作可以有助于暴露局部,发现问题。

第二步触诊——摸:在上述部位如果摸到随吞咽活动的组织应到医院做进一步检查。某些甲状腺炎可导致甲状腺一侧或双侧增大,并可有局部按压疼痛感,亦应及时就诊。

252. 什么是甲状腺结节?

甲状腺结节泛指在甲状腺内的肿块,它可以是实性的、囊性的,也可以是囊实性的;其中大多数是良性的,少数也可能是恶性的。需要强调的是,虽然能够触及,但是在甲状腺超声检查中未能被证实的"结节",不能诊断为甲状腺结节。流行病学调查显示,碘充足地区 1% 的男性和 5% 的女性在触诊中发现甲状腺结节。不同研究显示,应用高分辨率超声,在随机选择的人群中,甲状腺结节的检出率高达 20%～76%,女性和老年人群中更为常见。多种甲状腺疾病均可以表现为甲状腺结节。良性甲状腺结节的病因包括:结节性甲状腺肿、甲状腺腺瘤、局灶性甲状腺炎等。甲状腺结节可以单发,也可以多发,其中多发性结节更加常见。检查甲状腺结节的主要目的是排除或发现甲状腺癌。甲状腺结节患者中约有 5%～15% 为甲状腺癌,早期发现和治疗尤为重要。

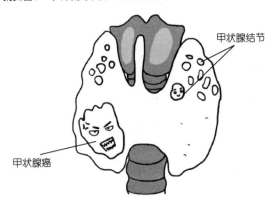

甲状腺结节

甲状腺癌

253. 什么是甲状腺意外结节?

就像字面上的含义一样,那些在体检时未能触及,而在行头颈部的其他检查时偶然发现的甲状腺结节,称为甲状腺意外结节。

其实,在一般人群中,通过触诊能够发现甲状腺结节的概率很小,一般检出率在 3% ～ 7%。随着医疗条件的改善、影像学检查的逐渐增多、人们体检意识的增强,有些患者在进行颈部血管超声、淋巴结超声、胸部 CT、胸部 X 线拍片检查时,检查报告提示"甲状腺病变"或"甲状腺结节",患者往往没有明显的相关症状。这时患者不要过于紧张和惊慌,建议患者到正规医院进行甲状腺超声等针对性的影像学检查,必要时进行甲状腺功能等相关检测,以明确是否真的存在甲状腺结节,并了解甲状腺结节的性质、功能等。

254. 甲状腺结节一定是甲状腺癌吗?

很多人拿到体检报告,看到"甲状腺结节"的诊断就非常害怕,以为结节都是恶性的,这种担心是十分不必要的。结节和癌并不是一样的概念,结节是所有肿块的统称,包括良性和恶性,其中恶性的结节才能够考虑是"癌"。不仅仅是甲状腺结节,肺结节、乳腺结节等,均不能等同于肺癌、乳腺癌等。

统计学分析显示,甲状腺结节绝大多数都是良性的,不同研究报告恶性结节占 5% ～ 15%,也就是说大约 10 个甲状腺结节患者里有一个病理为恶性。甲状腺癌占所有恶性肿瘤的 1% 左右,国外报告甲状腺癌的患病率为（0.5 ～ 10)/10 万。

虽然绝大多数甲状腺结节是良性的,但是下列有些情况是需要额外关注的:童年期头颈部放射线照射史或放射性尘埃接触史、全身放射治疗史、有甲状腺癌家族史、男性患者、声音嘶哑或发音困难、伴吞咽困难或者呼吸困难、动态观察甲状腺结节短期内明显迅速增大、结节形状不规则、结节与周围组织粘连固定、伴有颈部淋巴结病理性肿大等,应警惕恶性结节的可能性,需要到正规医院就诊,以明确结节性质。

255. 甲状腺结节有哪些表现?

甲状腺结节的数量、大小、性质等不同,导致相关的症状也不同。大多数甲状腺结节其实没有任何临床不适感,仅在体检或进行头颈部其他检查时偶然发现;只有部分患者可有颈部不适感,较大的结节可以在颈部看到明显的"肿块";巨大甲状腺结节可引起呼吸和（或）吞咽困难;甲状腺结节内出血,可以有结节快速增大和局部疼痛等症状;具有自主分泌功能的甲状腺结节可引起甲亢相关的一系列临床症状。

很多患者是在体检发现甲状腺结节后,开始产生颈部的各种不适,通常可能是由于心理因素或者颈部其他异常所致。还有的甲状腺结节患者,只要一出现颈部轻微异常，就认为是甲状腺结节有变化。其实，病友们对于甲状腺结节有所关注是正确的，但是千万不要"杯弓蛇影"，一有风吹草动，就紧张焦虑。只要按照医生的专业指导意见，做好定期复查，也就可以了。

256. 判断甲状腺结节的性质应该做哪些血液学检查?

甲状腺结节从性质上分为良性结节和恶性结节；从功能状态上分为有功能结节与无功能结节。因此，由于甲状腺结节而去医院就诊时，通常医生都要从性质和功能两方面入手进行相关检查。血液学检查主要包括甲状腺功能、甲状腺自身抗体、肿瘤标志物等。

对于初次发现甲状腺结节的所有患者，均应进行甲状腺功能和甲状腺自身抗体测定。甲状腺结节直径较大且血液检查提示促甲状腺激素（TSH）降低，结合甲状腺超声检查，提示甲状腺结节可能是具有自主分泌功能的结节，建议进行甲状腺放射性同位素扫描判断结节的功能状态。甲状腺球蛋白抗体（TgAb）和（或）甲状腺过氧化物酶抗体（TPOAb）明显升高者，结合甲状腺超声检查，提示炎性结节可能。有功能的结节（放射性同位素扫描结果为"热结节"）绝大多数为良性结节。甲状腺恶性肿瘤患者甲状腺功能大多数正常，转移性肿瘤因为破坏甲状腺组织也可以有甲状腺功能减退症（T_3、T_4 水平降低，TSH 水平升高）。

分化型甲状腺癌并没有特异性的肿瘤标志物，相关的肿瘤标志物包括降钙素（Ct）、甲状腺球蛋白（Tg）、癌胚抗原（CEA）等，并不是所有甲状腺结节均需要进行肿瘤标志物的检查。癌胚抗原与部分甲状腺髓样癌患者的诊断和临床进展存在相关性，但也可见于消化道肿瘤等，并不作为甲状腺结节的常规筛查指标，可与降钙素一同应用于甲状腺髓样癌的检测。在本章后续的问题中，我们还会对降钙素和甲状腺球蛋白进行详尽的解答。

257. CT 或 MRI 对诊断甲状腺结节有何作用?

在门诊时，经常遇到一些甲状腺结节的患者，已经进行了甲状腺超声检查，但是还主动要求进行计算机断层扫描（CT）或者磁共振成像（MRI）检查，觉得 CT 或者 MRI 检查更加准确。还有些患者，觉得已经做过颈部的 CT 或者 MRI 了，不愿再进行甲状腺超声检查。

其实，在甲状腺超声、CT 及 MRI 三种检查方法中，甲状腺超声检查是评价甲状腺结节最经济和最敏感的方法，也是首选的检查方法。绝大多数甲状腺结节不需进行 CT 或 MRI 检查，在鉴别甲状腺结节性质方面，CT 或 MRI 也不优于甲状腺超声。对于巨大结节性甲状腺肿、甲状腺癌等可能对毗邻组织器官有压迫、侵袭的疾病，才需要进行颈部 CT 或 MRI 检查，用于明确结节范围及其对周围组织的影响。拟行甲状腺结节手术的患者，术前也可以进行 CT 或 MRI 检查，以显示结节与周围解剖结构的关系，寻找可疑淋巴结，协助制订手术方案。值得注意的是，为了不影响后面可能需要进行的甲状腺同位素显像或者放射碘治疗，应尽量避免使用含碘造影剂进行 CT 增强扫描检查。

258. 甲状腺结节患者要查甲状腺球蛋白（Tg）吗？

甲状腺球蛋白（Tg）储存于甲状腺滤泡内的胶质中，是甲状腺滤泡上皮细胞合成的，少量会漏出到血液中而被检测到。Tg 不同于甲状腺球蛋白抗体（TgAb），两者对于甲状腺结节的临床意义不同，患者在看化验单时，千万不要把两者相混淆。Tg 在甲状腺癌、甲状腺肿、甲状腺组织炎症或损伤、甲状腺功能亢进症等多种甲状腺疾病时均可升高，对甲状腺结节良恶性的鉴别诊断缺乏敏感性和特异性，因此通常不作为鉴别甲状腺结节良恶性的指标。但是，当甲状腺癌患者甲状腺全切除术后，特别是已经进行过放射碘治疗后的甲状腺癌患者，血中不再会有 Tg，此时如果检测到 Tg 的存在，提示甲状腺癌复发的可能性。

259. 甲状腺结节患者要查降钙素吗？

在本章问题 256 中，我们强调了，不是所有甲状腺结节患者均须进行血清肿瘤标志物的检查，其中也包括降钙素（Ct）检测。

降钙素由甲状腺滤泡旁细胞（又称为 C 细胞）分泌，有甲状腺髓样癌家族史或多发性内分泌腺瘤病家族史者，应检测降钙素水平。如果血清降钙素水平明显升高（通常 > 100pg/ml），提示甲状腺髓样癌的可能性。如果仅是轻度升高，诊断甲状腺髓样癌的特异性较低。然而，甲状腺髓样癌在所有甲状腺癌中的占比并不高，其发病率和患病率远低于甲状腺乳头状癌，因此并不是所有甲状腺结节患者均需要查降钙素。

260. 发现甲状腺结节时，为什么需要查甲状腺自身抗体？

甲状腺自身抗体测定中，甲状腺球蛋白抗体（TgAb）和甲状腺过氧化物酶抗体（TPOAb）这两项化验通常作为初次发现甲状腺结节的所有患者的常规检查。

因为甲状腺自身免疫性疾病大多存在 TgAb 和（或）TPOAb 的升高，同时可有结节（常为多发）的存在。因此，甲状腺结节患者进行甲状腺自身抗体的检查对甲状腺结节病因的判断具有重要意义。如果甲状腺结节患者合并甲状腺功能亢进症相关症状，或者甲状腺功能化验提示血液中 TSH 水平降低者，应进行促甲状腺激素受体抗体（TRAb）检查，用以鉴别甲状腺功能异常的病因。

261. 甲状腺结节超声发现钙化就是癌吗？

很多患者的甲状腺超声报告单上会写着"甲状腺结节内可见钙化"。这个钙化到底是什么意思？提示结节是良性的还是恶性的呢？

甲状腺结节的钙化是指结节中由于各种原因引起的钙质沉积，其在超声检查时反射界面阻抗较大，图像上表现为各种不同形态的强回声，这便是钙化。对于钙化的发生机制，目前临床上尚无统一定论。根据超声图像的不同，一般可分为粗大钙化、微小钙化、边缘环状钙化等。

恶性结节中以微小、细针状、泥沙样钙化多见，钙化数目多，但是也可以见到粗大钙化。原因可能是癌细胞生长较快，组织过度增生，导致钙盐沉积所致，也可能与肿瘤本身分泌的一些容易导致钙化的物质，如糖蛋白、黏多糖等有关。

良性结节中钙化一般较大，呈边缘片状、弧形、团状粗大钙化，数量少。原因可能是结节在生长过程中，纤维组织增生，甲状腺局部组织出血坏死，出血吸收后结节壁钙化等所致。

因此，虽然钙化在甲状腺结节性质判断上比较重要，但它仅仅是一个评价指标而已，必须结合甲状腺超声下结节的其他征象，进行综合分析，才能得到相对客观的结论。

262. 甲状腺结节一定要做超声检查吗？

甲状腺超声是确诊甲状腺结节的必要检查，也是评价甲状腺结节最敏感的方法。具有无创、准确、便捷、实时成像、经济等特点，在各级医院和体检中心均可以开展。在各国的临床指南和专家共识中，甲状腺超声均被推荐作为甲状腺结节的首选影像学检查方法。它可确定结节的位置、形态、大小、数目、结节边缘状态、内部结构、回声形式、血流状况及颈部淋巴结情况。由于超声检查无放射性，对于特殊人群（尤其是孕妇）无限制，因此甲状腺超声也是妊娠期甲状腺影像学检查的首选。但是，甲状腺超声检查也有一定的局限性，对于超声科医生的临床经验要求较高，对于胸骨后甲状腺病变、滤泡性结节等情况的检查能力受限。

甲状腺超声还可用于超声引导下的甲状腺细针穿刺检查，对结节的病理诊断

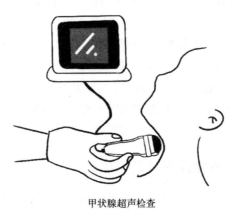

甲状腺超声检查

非常有帮助。近年来，弹性超声和甲状腺超声造影技术在评估甲状腺结节中的应用日益增多，但其临床价值有待进一步研究加以评估。

263. 单发和多发的甲状腺结节，哪个恶性概率大？

当我们拿到一份甲状腺超声报告时，往往会提示"甲状腺双叶多发性结节"或"甲状腺左叶（或右叶）单发性结节"。顾名思义，前者提示甲状腺两叶有多个结节，后者只有一个结节。有些患者听信一些捕风捉影的传言，认为单发性结节不好，恶性概率高，多发性结节没事，通常都是良性的。其实这种观点是完全没有科学根据的，也是不正确的。

甲状腺结节良恶性的鉴别要点中，并没有跟结节数量有关的条目。多发性结节中，并不是每个结节性质都一样，不是一个结节是良性的，其他结节也就一定没有问题。因此，无论是单发性结节还是多发性结节，都需要结合病史、家族史、临床表现、影像学表现、血清学检查等综合进行判断。

264. 什么是甲状腺结节的迅速增大？

多数患者因为甲状腺结节到医院就诊的时候，医生经常会建议定期进行随访，还会对患者说，如果结节没有变化，就可以一直随访下去。然而，甲状腺结节并不会完全是一成不变的，也可能存在增大现象，如果是缓慢地增大，也没有局部压迫症状，仍然可以进行密切随访。如果结节突然增大了，也许就要进行针对性的特殊医学处理。

那么，对于甲状腺结节，什么是迅速增大呢？一般来讲，甲状腺结节的随访周期为 6 ～ 12 个月，在随访中发现甲状腺结节体积增大超过 50%，或者至少有 2 条径线增加超过 20%（并且超过 2mm），可以定义为迅速增大，需加以重视，必要时进行甲状腺结节的细针穿刺细胞学检查，以明确结节性质。

265. 妊娠会使甲状腺结节变大吗？

随着诊断水平的提高和女性生育年龄的推迟，妊娠期甲状腺结节的发现率显著增加，且随着妊娠次数增加而增加。针对我国女性的研究结果显示，妊娠与已经存在的甲状腺结节大小的增加和新甲状腺结节的形成有关。但是，另有研究也发现，多发性结节中最大直径＞ 1cm 的结节在妊娠期间最大直径并无增长。也就是说，妊娠本身并不会引起甲状腺结节的明显增大。

如果怀疑孕妇的甲状腺结节有恶性的可能性，在妊娠期进行细针穿刺细胞学检查是一项非常安全的诊断方法，可以在妊娠期任何时段进行。需要注意的是，妊娠期间禁用甲状腺放射性同位素扫描。如果需要进行甲状腺手术，建议在妊娠第 4 ～ 6 个月进行，以降低母体和胎儿并发症的风险。此外，妊娠前存在甲状腺癌治疗史，如果甲状腺超声没有提示再有可疑的恶性结节、甲状腺球蛋白（Tg）检测没有提示甲状腺癌复发的证据，那么妊娠就不会增加甲状腺癌复发的风险，故妊娠期间无须额外加强监测。

266. 甲状腺良、恶性结节的鉴别要点有哪些？

甲状腺结节绝大多数是良性的，对于良恶性的鉴别，需要针对患者的临床表现、病史、影像学检查、血清学检查等进行综合判断。若有以下情况，应警惕甲状腺癌的可能性，并且需要进一步检查以明确结节性质：（1）年龄小于 20 岁或大于 70 岁，青少年甲状腺结节中甲状腺癌占 40%～60%；（2）男性；（3）有颈部放射线检查或治疗史；（4）有甲状腺髓样癌或多发性内分泌腺瘤病 2 型家族史；（5）甲状腺结节迅速增大（除外良性腺瘤出血）；（6）伴有疼痛及持续性声音嘶哑、发音困难，并可排除声带病变（炎症、息肉等）；（7）伴有吞咽困难或呼吸困难；（8）结节质地硬、形状不规则及粘连固定；（9）伴有颈部淋巴结病理性肿大。

发现甲状腺结节的患者既不要麻痹大意，也不要过分紧张，应该及时去医院相关专科就诊，遵从专业医护的指导。

267. 为什么有些甲状腺结节患者要做穿刺检查？

患者因为甲状腺结节就医时，有些仅需要进行定期的临床观察，有些却被医生建议进行甲状腺结节的穿刺检查。

甲状腺结节的穿刺检查通过获取组织，进行病理学诊断来确定结节的良、恶性，是临床上最可靠、最有价值的诊断方法。不仅对于结节性质的判断有重要临床意义，还可根据病理诊断结果来确定进一步的治疗策略。对于甲状腺超声提示恶性可能性大的直径＞1cm 的结节，均建议进行超声引导下的甲状腺细针穿刺细胞学检查。细针穿刺细胞学检查的应用，避免了很多不必要的甲状腺结节手术，减轻患者的疾病负担，节约了甲状腺结节的治疗费用。如果随访期间被怀疑存在甲状腺结节恶性变者，也均应进行细针穿刺细胞学检查。术前细针穿刺细胞学检查有助于术前明确甲状腺癌的细胞学类型，确定正确的手术方案。对于首次穿刺无阳性发现的，需临床密切随访，如果结节出现显著增大等情况，可考虑再次进行穿刺。

甲状腺结节的细针穿刺细胞学检查也存在一些不足，有一定的假阳性率和假阴性率，对于粗大钙化、环状钙化、滤泡性结节、囊性结节的检出率不高，且不能区分甲状腺滤泡状癌和滤泡细胞腺瘤。

268. 甲状腺结节穿刺活检前应做哪些准备？

甲状腺结节穿刺活检通常不需要住院，在门诊即可进行，采用局部麻醉。在穿刺活检前，需要做的准备包括：①甲状腺超声定位；②血常规、凝血功能等相关检查，减少操作诱发出血风险；③重点关注患者是否有利多卡因过敏史、缺血性心脏病史、高凝状态或血栓性疾病史（下肢静脉血栓、脑梗死等）、出血性疾病史，是否长期使用阿司匹林、氯吡格雷、华法林等抗血小板聚集药物或抗凝药物，纠正凝血功能障碍或停用抗血小板聚集药物、抗凝药物数天后方可实施穿刺；④患者（及家属）应充分了解甲状腺结节穿刺活检操作的目的、过程及注意事项，并签署操作的知情同意书；⑤如果存在未得到有效控制的咳嗽，或不能平躺的疾病，须提前治疗，以免影响操作。

269. 甲状腺结节穿刺活检时应如何配合医生操作？

首先患者应该了解这是一个常规操作检查，不要过于害怕和担心。

操作前一日应好好休息，保证不要因为过度紧张焦虑、休息不佳而影响血压、心率等。不要穿高领衣服，应穿着颈部宽松的服装，以便充分暴露甲状腺区域，也不要佩戴项链、颈圈等配饰。操作时需要听从术者的要求，操作中保持固定的体位，禁止自行变换。穿刺术中，如果需要深呼吸、咳嗽等，须提前告知术者，以便防止因配合不佳而导致穿刺不成功或增加出血、邻近器官损伤的风险。

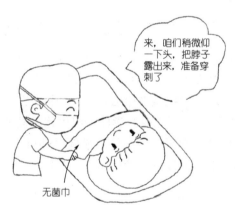

270. 甲状腺结节穿刺活检会引起恶性肿瘤的扩散吗？

很多患者对于甲状腺结节穿刺都会有很多的顾虑，除了怕疼、怕出血以外，有些患者还会担心甲状腺结节穿刺会不会导致肿瘤破裂，引起肿瘤扩散。

其实病友们大可不必担心这一点。甲状腺结节穿刺活检，尤其是细针穿刺活检，是明确病变性质（良恶性）的一种创伤小又有效的手段。原因在于甲状腺穿刺针很细，尤其是细针穿刺的针头，对于正常组织和结节带来的创伤非常小。而且穿刺针头处于负压状态，采用抽吸的方法来吸取甲状腺结节的部分组织细胞，并不会露出污染物质，不会造成针道的种植和局部扩散。穿刺部位一般远离较大的血管，造成癌细胞进入血液循环的概率更加小。综上所述，甲状腺结节穿刺活检不会引起恶性肿瘤的扩散。

271. 甲状腺结节的患者一定要做放射性同位素扫描吗？

放射性同位素扫描受到显像分辨率的限制，仅适用于评估直径 > 1cm 的甲状腺结节，且对甲状腺结节的良恶性鉴别诊断的敏感性并不强，但此检查方法的特点是能够评价甲状腺结节的功能状态。所以，甲状腺结节患者不是一定要做放射性同位素扫描的。

在甲状腺单个（或多个）结节伴有血清 TSH 水平降低时，甲状腺放射性同位素显像可判断结节有无自主摄取功能。依据结节对放射性同位素摄取能力将结节分为"热结节""温结节""冷结节"等。单发性热结节主要见于具有自主分泌功能的甲状腺腺瘤，一般无须甲状腺细针穿刺细胞学检查；多发性热结节可见于各个结节功能不一的结节性甲状腺肿。温结节主要见于功能正常的甲状腺腺瘤、结节性甲状腺肿及慢性淋巴细胞性甲状腺炎。冷结节主要见于甲状腺癌、甲状腺囊肿、出血、钙化及局灶性亚急性甲状腺炎。单发性冷结节中甲状腺癌的发生率较高，而多发性冷结节中甲状腺癌的发生率则相对较低。

272. 甲状腺放射性同位素扫描的结果是冷结节，就是恶性的吗？

在上一问题中，我们已经回答了，甲状腺放射性同位素扫描对甲状腺结节的良恶性鉴别诊断的敏感性并不强。"冷结节"意味着结节对放射性同位素摄取能力低，在扫描图片上呈现为白色或者空心斑点。"冷结节"中 5% ~ 8% 为恶性。某些良性病变，如甲状腺结节（腺瘤）囊性变或甲状腺囊肿，如果其相对于正常甲状腺组织为低功能性的，则甲状腺同位素显像时都可以表现为"冷结节"。因此，甲状腺放射性同位素扫描提示"冷结节"，并不一定是恶性结节，还需要结合其他检查进行判断。

273. 发现甲状腺结节后，应采取怎样的检查策略？

对于触诊、颈胸部 CT 或 X 线拍片检查偶然发现的甲状腺结节，应该进行甲状腺超声检查，了解结节数量、大小、形态、血流及颈部淋巴结等基本情况。确定为甲状腺结节后，还要完善甲状腺功能、甲状腺自身抗体等抽血化验，必要时还可进行血清肿瘤标志物检查。

对于甲状腺超声有恶性征象的结节，特别是直径 > 1cm 的，可考虑进行甲状腺结节细针穿刺细胞学检查，以便明确结节的性质。良性结节可进行定期随访。如果考虑恶性结节，可进行 CT 或 MRI 检查明确原发病灶、转移病灶及其与周围组织结构的关系，以便进行术前评估。

部分直径＞1cm，伴有血清TSH水平降低的甲状腺结节，可通过甲状腺放射性同位素扫描了解结节的功能状态。

274. 甲状腺结节一定要手术治疗吗？

很多患者得知自己患有甲状腺结节后，最为关心的问题有两个：一是结节是否为恶性的；二是结节是否需要进行手术治疗。对于甲状腺结节，并不是一定都要进行手术治疗的。

多数良性甲状腺结节仅需定期随访，无须特殊治疗。少数情况下，可选择手术治疗或者其他治疗手段。对于良性甲状腺结节，手术治疗的适应证包括下列几种情况：（1）出现与结节明显相关的局部压迫症状；（2）合并甲状腺功能亢进症，且内科治疗无效者；（3）肿物位于胸骨后或纵隔内；（4）结节进行性生长，临床上考虑有恶变倾向或合并甲状腺癌高危因素。因外观或思想顾虑过重影响正常生活而强烈要求手术者，可作为手术的相对适应证。

对于恶性甲状腺结节，目前首选的还是手术治疗，但是也有热消融治疗等新型治疗手段。对于甲状腺微小乳头状癌，还可以采用积极监测的手段。在第七章中，我们会对恶性甲状腺结节的治疗方法进行详细阐述。

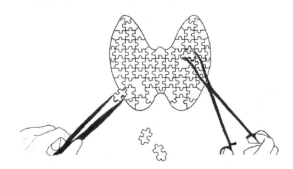

275. 不同类型的甲状腺结节治疗方法相同吗？有哪些方法？

在前面的问题中，我们提到了甲状腺结节绝大多数是良性的，对于无压迫症状的良性甲状腺结节，通常无须进行治疗，定期随访即可，随访间隔通常为6～12个月。

对于甲状腺超声提示结节有恶性征象者，须进一步明确病理诊断，如果确定为恶性，应手术治疗。凡发展快、质地硬的单发性结节，或伴有颈部淋巴结肿大者或儿童的单发性结节，因恶性的可能性较大，应尽早就诊明确诊断。

对于多结节性甲状腺肿，既往的观点认为其发生甲状腺癌的机会要比单发性结节小。然而，采用高分辨率的超声检查发现许多触诊为单发性结者实际上是多发性结节，因此目前认为两者之间恶性的发生率没有多少差别。所以，对于多结节甲状腺肿的处理，首先要排除恶性的可能性。若甲状腺穿刺细胞学诊断为恶性或可疑恶性者，应采取手术治疗。

甲状腺囊肿多数为良性病变，囊实性结节有恶性征象者的处理原则与实性结节相同。

276. 甲状腺的微创手术是什么？治疗结节效果如何？

甲状腺的微创手术是从口腔、胸部、乳晕附近或者腋下打开小切口，通过皮下形成连通到甲状腺的通道，医生利用器材在腔镜的辅助下进行甲状腺切除术。甲状腺的微创手术因其特殊的入路、器械及视野，使其操作流程和技巧与开放性的传统手术具有很大区别，两相比较之下，传统手术已经有大量数据和可靠的规范来保证它的效果。

微创手术的优点是，颈部没有明显的切口，刀口在胸部很隐蔽，照顾了患者美容的需要，但是缺点也是显而易见的，其中包括：（1）毕竟医生的视野不如传统手术可以直接看到手术切除的地方，而且受到皮下通道大小的限制，切除的甲状腺组织通常不是整个切下来的，而是在颈部内切成小块再取出来的，可能导致切除效果不像传统手术那样干净和彻底。（2）表面的切口虽然很小，就数条2～3cm小伤口，且在隐蔽的部位。但是，因为从胸部的皮肤下面开了几条通道到脖子里，皮下的伤口其实并不小，手术几个月后患者胸部的皮肤还可能会是麻木的。（3）当术中病理检查提示恶性的时候，微创手术不易清扫淋巴结。

277. 甲状腺结节患者的饮食应该注意些什么？

近些年，由于甲状腺疾病（尤其甲状腺结节）的检出率明显增加，很多患者"谈碘色变"，盲目限制碘的摄入，除了食盐换为无碘盐以外，也不吃任何海产品。另一方面，还有的患者认为，甲状腺结节就是"大脖子病"，是缺碘导致的，因而大量进食海产品。其实，这两种做法都过于绝对化了。研究表明，缺碘或者碘过量均可使甲状腺疾病的患病率增加。针对我国居民的流行病学调查显示，我国人群中碘营养状态总体上是适宜的，既不缺碘，也没有碘过量，即使是沿海地区居民的碘营养状态仍然也是适宜的。可见，甲状腺结节患者的饮食中，还是存在很大误区的。对于不同类型的甲状腺结节，饮食上也要区别对待。

如果是具有自主分泌功能的甲状腺腺瘤，或者甲状腺结节合并甲状腺功能亢进症，在甲状腺功能尚未得到良好控制时，建议可以限碘，食盐可考虑换为无碘盐，禁食或者少吃海产品，特别是海带、紫菜等高碘海产品，尽量避免使用含碘药物。

如果甲状腺结节患者的甲状腺功能正常，只需要适碘饮食，不用严格限碘，也不要高碘饮食。应该继续食用加碘盐，海产品也是可以吃的，只要不是过多食用即可。

卷心菜、萝卜、黄豆、木薯等食物，含有微量致甲状腺肿的成分，建议甲状腺结节患者少吃。但是，少吃不代表不吃。研究显示，上述食物中含有致甲状腺肿的物质仍然相对比较微量，除非天天大量食用，否则影响轻微，只要按照常规饮食的多样性来进食，一般不会导致甲状腺结节加重。

278. 甲状腺结节和甲状腺肿大是一回事吗？有何区别？

甲状腺结节和甲状腺肿大属于两个不同的概念，两者在病因、发病机制及临床表现上是有区别的。

甲状腺结节是指甲状腺细胞异常生长，在腺体内形成的团块，超声时多数甲状腺结节的回声与周围组织不同，多数患者的甲状腺体积并没有明显增大。在本章节前面的各个问题中，已经进行了详细的介绍。

甲状腺肿大是指整个甲状腺组织的增大，甲状腺组织之间没有明显的组织学和形态学差异。引起甲状腺肿大的病因包括单纯性甲状腺肿、地方性（缺碘性）甲状腺肿、甲状腺功能亢进症、桥本甲状腺炎等。有些患者可以同时存在甲状腺肿大和甲状腺结节。

279. 什么是甲状腺腺瘤？

甲状腺腺瘤是甲状腺结节中的一种，是起源于甲状腺滤泡细胞的良性肿瘤，是甲状腺最常见的良性肿瘤。临床上，可分为滤泡状和乳头状实性腺瘤，前者多见。甲状腺腺瘤常为单发，圆形或者类圆形，有完整的包膜，直径大小为 1 ～ 10cm。病理组织切面大多为实性，可并发出血、囊性变、钙化及纤维化，少数腺瘤可发生恶变。

280. 甲状腺腺瘤的临床表现有哪些？

甲状腺腺瘤本质上是甲状腺结节的一种，因此其临床表现与甲状腺结节相同，但也有其自身特点。甲状腺腺瘤患者多为女性，年龄常在 40 岁以下，大多数为甲状腺腺体内的单发性结节。病程缓慢，数月到数年甚至时间更长，患者因稍有不适而发现或无任何症状而意外被发现。甲状腺腺瘤表面光滑，边界清楚，质地韧实，与周围组织无粘连，无压痛，可随吞咽上下移动。肿瘤直径一般在数厘米，巨大者少见。巨大瘤体可引起邻近器官受压征象，但不会侵犯这些器官。另有少数患者由于瘤体内出血，瘤体会突然增大，伴有局部胀痛，例如乳头状囊性腺瘤；有些肿块会逐渐吸收而缩小；有些可发生囊性变；病史较长者，往往因钙化而使瘤体坚硬。有些可发展为自主性高功能性甲状腺腺瘤，从而引起甲状腺功能亢进症。部分甲状腺腺瘤可发生癌变，所以甲状腺超声随访十分必要。

281. 甲状腺腺瘤的治疗方法有哪些?

甲状腺腺瘤的治疗方法与甲状腺结节相同。对于体积较小、甲状腺功能正常、无恶性征象的甲状腺腺瘤可定期进行临床随访,通常每 6 ~ 12 个月复查一次甲状腺超声;对于体积较大、有压迫症状的甲状腺腺瘤,或自主性高功能性甲状腺腺瘤,或短期内体积明显增大、影像学检查有恶性征象的甲状腺腺瘤,则建议手术治疗。

282. 什么是毒性甲状腺腺瘤?

甲状腺结节的患者,之所以要检测甲状腺功能,是因为当血清 TSH 水平降低时,需要怀疑患者的甲状腺结节是否存在具有自主分泌功能的甲状腺腺瘤的可能性。这种甲状腺结节不同于其他类型的结节,有其自身的特点和治疗方法。

毒性甲状腺腺瘤,又称为自主性高功能性甲状腺腺瘤。顾名思义,是指甲状腺组织内单发或多发的高功能(功能比正常甲状腺组织高)的腺瘤。既然功能增高,它会引起甲状腺功能亢进症的一系列症状。简单来说,就是不像常见的甲亢那样是甲状腺整体组织的功能亢进,而是某个或某几个结节的功能增高(而其余的甲状腺组织功能正常,甚至反而是降低的)。毒性甲状腺腺瘤起病缓慢,多见于中老年患者,通常先有甲状腺结节,随着结节逐渐增大,数年后才出现甲状腺功能亢进症的一些临床表现。患者多数仅有心动过速、乏力、消瘦或腹泻等症状,一般不出现突眼和 Graves 病的皮肤病变(如胫前黏液性水肿等)。

283. 如何诊断毒性甲状腺腺瘤?

如前所述,毒性甲状腺腺瘤需要确定"功能增高",并且进行定位。当患者存在甲状腺功能异常,血清 TSH 水平降低,T_3、T_4 水平正常或者升高时,就需要考虑是否存在本病的可能性。常规的甲状腺超声检查只能提示病变所在位置,而不能确定甲状腺结节的具体功能状态。甲状腺放射性同位素扫描能够完成这个任务。病变部位(高功能腺瘤)在同位素显像中显示为局部的放射性浓聚(黑"点"或"团"),而周围的甲状腺组织因 TSH 分泌被反馈抑制而出现萎缩或功能降低,可完全不显影或显影很浅。因此,在同位素显像中,可出现甲状腺某一侧一个"黑点",而同侧周围及对侧则呈现很浅的灰色。

需要注意的是,只有一定体积的甲状腺腺瘤才能在影像上被显示出来,因此体积较小的甲状腺腺瘤可能出现假阴性结果。

284. 治疗毒性甲状腺腺瘤最好的方法是什么?

毒性甲状腺腺瘤是具有自主分泌功能的,它不受身体(垂体 TSH)的调控。

因此，虽然口服抗甲状腺药物治疗后，甲状腺功能也可以得到改善，但是不能像其他甲亢患者那样可以逐渐减少药量至停药。一旦停药，它又开始"自主"分泌甲状腺激素。对于毒性甲状腺腺瘤患者，常用的治疗方法包括手术治疗、放射碘治疗、局部热消融治疗等。

其中，经典的根治性治疗方法为手术切除。手术切除是毒性甲状腺腺瘤首选的治疗方法，切除病变腺瘤后，可以解除 TSH 对周围正常甲状腺组织的抑制作用，从而恢复正常的甲状腺功能。因此，手术切除后，患者通常不需要使用甲状腺激素替代治疗。

285. 甲状腺腺瘤与甲状腺结节有何区别？

甲状腺结节是指甲状腺组织细胞在局部异常生长所引起的团块性病变，包括甲状腺囊肿、甲状腺腺瘤、甲状腺癌等，甲状腺结节有良性病变也有恶性病变。总之，甲状腺结节是一个更大的概念，其中包括了甲状腺腺瘤。

在本章问题 279 中，已经提到甲状腺腺瘤其实是一种甲状腺结节，是甲状腺最常见的良性肿瘤，起源于甲状腺滤泡细胞，只有极少数存在恶变的可能性。

286. 什么是甲状腺囊肿？

囊肿是一种良性疾病，它可以长在人体表面，或者长在内脏器官里，是一个封闭的囊状病变，具有明显的包膜组织，其内容物通常是液态的，就像是一个装满水的气球一样。人体内的囊肿包括肝囊肿、肺囊肿、肾囊肿、甲状腺囊肿等。

甲状腺囊肿是指在甲状腺中发生的含有液体的囊性肿物。肿块呈圆形，直径多在数毫米至数厘米之间，表面光滑，一般不痛或轻微疼痛，肿物能够随着吞咽上下移动。甲状腺囊内压不高时，质地较为柔软，如果液体较多，质地就会变得比较坚韧。甲状腺囊肿患者通常没有症状，除非囊肿很大或囊肿内有出血的现象，可在颈部看到明显的肿块，这时有可能会引起一些压迫症状，如疼痛、吞咽困难、呼吸困难、声音嘶哑等。

287. 为什么会得甲状腺囊肿？

迄今为止，甲状腺囊肿的病因和发病机制尚不完全清楚，可能有关的因素如下。

（1）碘代谢相关　碘缺乏导致血液中甲状腺激素浓度降低，通过神经-体液调节，促使甲状腺肿大，从而诱发甲状腺囊肿。

（2）环境因素　环境污染物，例如饮用水或者食物被废水、废物污染，污染物质由此进入人体，也可以导致一些疾病的发生，从而引起甲状腺囊肿。

（3）其他因素　可能还包括精神因素，饮酒、睡眠异常，免疫调节异常也可能参与其发生和发展，甲状腺囊肿常常与自身免疫性甲状腺炎同时存在。

288. 怎么判断甲状腺囊肿是良性还是恶性？

甲状腺囊肿本质上也是甲状腺结节的一种。根据囊内容物的性质，可分为胶质性囊肿、浆液性囊肿、出血性囊肿、坏死性囊肿、混合性囊肿等。

绝大多数甲状腺囊肿是良性的。临床上更为常见的是结节性甲状腺肿部分合并囊性病变，这种合并实性成分的混合型结节是有恶性可能的，其良恶性的鉴别主要根据实性部分的征象进行判断。所以，对于囊实性结节，切不可麻痹大意，还是需要到专业医疗机构，进行结节的良恶性鉴别。

289. 最适合治疗甲状腺囊肿的方法是什么？

甲状腺囊肿的治疗方法选择取决于囊肿的性质、病理类型、对周围组织的压迫程度等，由于绝大多数甲状腺囊肿是良性病变，因此大多数可采用甲状腺超声复查的方式进行定期随访。

囊肿较大或短期内增大明显，或合并囊内出血的患者需要外科就诊，必要时手术治疗。其他治疗方式还有微波消融、局部穿刺注射硬化剂或无水酒精、穿刺抽液等。具体选择哪种治疗方式，应该由外科医师、超声科医师等专业人员与患者进行充分的交流和沟通。

290. 甲状腺囊肿患者饮食上要注意什么？

甲状腺囊肿本质上也是甲状腺结节的一种，因此按照甲状腺结节患者的饮食要点进行自我管理即可，原则上饮食无特殊限制。目前食盐普遍加碘，因此不需要大量补充含碘食物。饮食上应注意硒的营养状态。

在甲状腺结节的患者中，除了我们强调的碘摄入量以外，含硒饮食也是现在营养疗法的热点。硒通过硒代半胱氨酸，由谷胱甘肽过氧化物酶这种硒蛋白，参与到甲状腺激素的合成；甲状腺激素代谢的脱碘酶都是含硒的蛋白酶，硒代半胱氨酸处于催化中心位置。脱碘酶活性异常，可导致血清 TSH 水平升高，T_4 水平升高，T_3 水平下降。与碘缺乏相似，硒缺乏也可导致甲状腺肿大。应当指出的是，硒过量和硒缺乏同样是有害的，中国营养学会推荐硒的每天最佳摄入量为 $50 \sim 250 \mu g$，每天最大安全摄入量 $400 \mu g$，每天中毒量为 $800 \mu g$。补硒制剂包括：有机硒，如硒酵母；无机硒，如亚硒酸钠。有机硒优于无机硒。补硒的原则是缺硒补硒，不缺不补。

（李琳　田勍　洪天配）

莫紧张也莫大意
的甲状腺癌

291. 什么是甲状腺癌？

甲状腺癌是最常见的内分泌系统恶性肿瘤，约占全身恶性肿瘤的 1.1%。女性患病率明显高于男性，男女比例约为 1∶3，其患病率居城镇地区女性所有恶性肿瘤的第四位，是近年来患病率增长飞速的肿瘤之一。无论美国还是亚洲的韩国、中国，近 10 年来甲状腺癌的患病率增加了数倍。与其他部位的肿瘤比较，大部分甲状腺癌进展非常缓慢，患者可长期存活。根据甲状腺癌的组织细胞特点，可分为甲状腺乳头状癌（约占 90%）、甲状腺滤泡状癌（约占 10%）、甲状腺髓样癌（不足 1%）、甲状腺低分化癌及甲状腺未分化癌（相对少见）。不同病理类型的甲状腺癌，在发病机制、生物学行为、组织学形态、临床表现、治疗方法以及预后等方面均有明显的不同。一般来说，甲状腺乳头状癌和甲状腺滤泡状癌预后较好，未分化癌恶性程度极高、预后极差，甲状腺髓样癌的恶性度和临床预后介于两类之间。

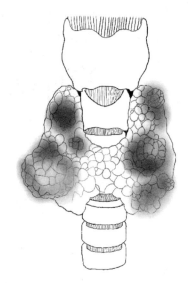

292. 什么是甲状腺微小癌？

甲状腺微小癌，是指肿瘤直径 ≤ 1cm 的甲状腺癌，病理类型以乳头状癌为主。根据既往尸检相关的研究资料，甲状腺微小癌的患病率为 2.0% ～ 35.6%，这个结果意味着有近 1/3 成年人生前患有甲状腺微小癌，但是并没有影响到他（她）们的寿命，提示微小癌具有较好的生物学行为。随着超声检查设备的分辨率不断提高，以及甲状腺超声检查的广泛普及，甲状腺微小结节的检出率也随之明显增加，其中所包含的甲状腺微小癌的检出率也明显增加，这也是目前甲状腺癌全球范围内快速增长的原因之一。大部分甲状腺微小癌有着较好的生物学行为特点，在肿瘤细胞中属于比较"懒惰"的类型，因此肿瘤增长非常缓慢，也很少发生转移。但需要注意的是，如果病灶是多发的（即多发微小癌），则容易发生淋巴结转移甚至远处转移，需要积极治疗和密切随访。

293. 什么情况下，应警惕甲状腺癌的可能？

既然甲状腺癌患病率高，又是一种恶性肿瘤，那如同其他肿瘤一样，我们在什么情况下需要警惕甲状腺癌的可能呢？也就是如何能够更早地去筛查或者发现甲状腺癌呢？

国内外的相关指南和专家共识指出，如果具有下列情况需要警惕甲状腺癌的可能性：（1）童年期头颈部放射线照射史或放射性尘埃接触史；（2）全身放射治疗史；（3）有分化型甲状腺癌、甲状腺髓样癌、多发性内分泌腺瘤病 2 型、家族性多发性息肉病、某些可能伴发甲状腺癌的综合征（如 Cowden 综合征、Carney 综合征、Werner 综合征、Gardner 综合征等）的既往史或家族史的患者；（4）男性甲状腺结节患者；（5）甲状腺结节生长迅速；（6）在排除声带有关病变后，仍然持续存在声音嘶哑、发音困难等；（7）伴有吞咽困难或呼吸困难；（8）甲状腺结节形状不规则，与周围组织粘连固定；（9）伴有颈部淋巴结病理性肿大。

294. 甲状腺癌的病因有哪些？

就每一个甲状腺癌患者而言，患病的确切病因是不太好确定的。目前通过流行病学研究和实验室的科学研究，确认甲状腺癌的病因可能有以下几点。

（1）核辐射　核辐射与甲状腺癌发生显著相关，是迄今为止甲状腺癌最明确的危险因素之一。尤其是当甲状腺的核辐射暴露是发生在 10～20 岁的青少年期，甲状腺癌发生风险增加尤为明显。辐射暴露的时间与甲状腺癌发生的时间间隔短则 4～5 年，长则达 10～15 年之久。儿童时期的核辐射暴露使其一生都有着较高的甲状腺癌发病风险。

（2）遗传和基因突变　甲状腺乳头状癌中约有 5% 为家族聚集型，且甲状腺乳头状癌患者一级亲属罹患乳头状癌的概率显著高于一般人群。在甲状腺髓样癌的患者中，有接近 30% 的患者为家族聚集发病，患者通常因携带特定的突变基因而致病。

（3）碘营养状态　缺碘时机体可能由于出现促甲状腺激素（TSH）分泌增加，进而引发甲状腺滤泡过度增生并继发癌变；相反，长期高碘饮食也可能刺激甲状腺上皮基因突变从而发生癌变。

（4）性别和女性激素　育龄期女性中甲状腺癌患病率明显高于男性，而青春期前和绝经后女性则与男性的患病率大致相同，提示雌激素对甲状腺癌发生和发展可能有促进作用。

（5）其他因素　长期饮食结构不合理、不良生活习惯、睡眠障碍、工作压力过大、情绪紧张、吸烟、酗酒、超重或肥胖等因素，也可能导致甲状腺癌发生风险增加。

295. 甲状腺癌的临床表现有哪些？

很多肿瘤性疾病，都会出现相关临床症状，使得我们自己能够注意到，从而得到及时的诊治。但是，甲状腺癌常常早期无明显的自觉症状，患者也没有任何不舒服。大多数患者都是在体检或者因其他疾病进行检查时，无意中发现颈部的无痛性肿块或者结节，进一步检查后，才知道自己患有甲状腺癌。只有部分患者，是自己发现颈部肿块或结节就诊。当肿瘤较大时，可以压迫和侵袭周围组织器官，出现呼吸困难、吞咽困难、声音嘶哑等症状。远处转移时可出现相应的临床表现。

有些甲状腺髓样癌患者可以出现面色潮红、心悸、腹泻、消瘦等类癌综合征的症状。未分化癌患者颈部肿块增长速度往往比较快，触诊时发现肿块表面凹凸不平、边界不清。

296. 为什么有些甲状腺癌患者会出现说话声音嘶哑？

我们平时的呼吸、说话、唱歌等行为，需要通过声带的一张一合来协助完成，而声带的这种张开闭合，则需要通过喉返神经进行支配。如果喉返神经受到损伤，声带功能会受到影响，患者会出现声音嘶哑、饮水呛咳甚至说不出话或者呼吸困难。喉返神经起自迷走神经，在气管食管间沟内上行，至甲状腺水平时位于甲状腺侧叶后方，并于环状软骨水平入喉，支配喉肌运动。当甲状腺癌膨大压迫或直接侵犯单侧喉返神经后，可导致声带麻痹和声音嘶哑。

由于甲状腺癌所导致的声音嘶哑，并不是特别常见。所以，当患者出现声音嘶哑的临床表现时，虽然需要考虑有无甲状腺癌的可能性，但是多数情况下还是要从喉部常见疾病入手进行排查。值得注意的是，很多甲状腺癌患者，进行手术之前并没有声音嘶哑的症状，但是由于手术损伤喉返神经，因此术后也有出现声音嘶哑的可能性。

297. 为什么有些甲状腺癌患者会出现腹泻？

看似普通的腹泻，有时背后可能隐藏着更大的问题。特别是对于有些患者，经常出现腹泻，同时也爱"脸红"，那就需要怀疑是否存在甲状腺髓样癌的可能性。

甲状腺髓样癌虽然只占所有甲状腺癌中的很小比例，但是其预后却比甲状腺乳头状癌和滤泡状癌显著更差。该肿瘤的细胞来源为甲状腺滤泡旁细胞（又称为

C 细胞），肿瘤组织能够分泌多种肽类和胺类物质（如降钙素、促肾上腺皮质激素、组胺、5-羟色胺、血管活性肠肽等），上述部分活性物质会刺激肠蠕动并促进肠道分泌更多液体，从而导致腹泻。有时还会合并面色潮红、支气管痉挛、心悸等类癌综合征的表现。

298. 为什么有些甲状腺癌患者会自己延误诊治？

在本章前面的问题中，我们已经讲过，甲状腺癌早期症状往往并不明显，且多数肿瘤进展相对缓慢（除髓样癌和未分化癌外），故导致患者重视度不够，不能及时发现。

这里要强调的是，没有及时发现与延误诊治，并不是相同的概念。因为甲状腺癌中有些病理类型进展缓慢、肿瘤恶性程度低、局部侵犯和远处转移风险小，即便没有及时发现，也不太会影响患者的生活质量和寿命，医生通常会建议这种患者规律复诊，观察这类甲状腺结节的动态变化趋势。而延误诊治，通常是指患者已经发现甲状腺结节，但是由于各种原因，没有进一步到医疗机构完善检查，确定甲状腺结节的性质；有的患者虽然明确了甲状腺结节的性质，却讳疾忌医或者选择了不正确的治疗方式，从而没有能够阻止或者延缓病情进展。

因此，规律健康体检是发现甲状腺癌（特别是早期癌）的重要手段，若无规律体检的习惯或渠道，则容易延误甲状腺癌的发现。此外，体检发现甲状腺结节后，对于一些性质待定或可疑恶性的结节，建议进一步完善相关检查协助诊断。对于已经确定诊断的甲状腺癌患者，需要与专业医师进行充分沟通，选择合理的诊疗方案。

299. 诊断甲状腺癌需要做哪些检查？

针对甲状腺癌，需要做的检查包括影像学、血清学、病理学等多种检查，才能确定是否存在甲状腺癌及其病理分型。

（1）甲状腺超声 超声可以发现甲状腺结节，并根据甲状腺结节超声下的特点，来初步判断结节是否存在恶性的可能性。

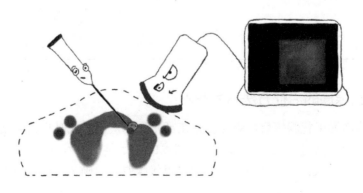

（2）甲状腺同位素扫描　对甲状腺结节的良恶性鉴别诊断的特异性和敏感性并不高，但该检查方法的主要目的是评价甲状腺结节的相关功能状态。

（3）甲状腺 CT 或 MRI　用于明确甲状腺结节的范围，评价它与周围组织的关系。

（4）血液检查　甲状腺功能；甲状腺自身抗体；血清甲状腺球蛋白（Tg）；当怀疑为甲状腺髓样癌时，还需要检测降钙素、癌胚抗原等特异性肿瘤标志物。

（5）甲状腺细针穿刺细胞学检查　有助于明确甲状腺结节的性质及其具体分型，属于甲状腺癌确诊的金标准。

300. 甲状腺癌有哪些病理类型？

甲状腺癌的病理分型（表3）非常重要，对于判断预后、决定手术方式及术后治疗方案均有着很大的决定性意义。甲状腺癌的病理分型包括：分化型甲状腺癌、未分化型甲状腺癌、甲状腺髓样癌、其他原发于甲状腺的肿瘤及转移癌。其中分化型甲状腺癌占所有甲状腺癌的比例高达95%，分化型甲状腺癌又可被进一步分为甲状腺乳头状癌、甲状腺滤泡状癌及嗜酸细胞癌，三者分别占分化型甲状腺癌的85%、10%～20%及3%。

表3　甲状腺癌的常见病理类型及其亚型

甲状腺癌病理类型	病理亚型
分化型甲状腺癌	甲状腺乳头状癌
	甲状腺滤泡状癌
	嗜酸细胞癌
未分化型甲状腺癌	甲状腺低分化癌
	甲状腺未分化癌
甲状腺髓样癌	根据细胞结构分为多种亚型
其他原发甲状腺肿瘤	甲状腺淋巴瘤
	肉瘤
	其他
转移癌	多种恶性肿瘤可转移至甲状腺

301. 甲状腺癌的治疗方法有哪些？

患者确诊为甲状腺癌后，难免会存在紧张焦虑，但是此时积极配合医生，选择合理的治疗方案是最为关键的。甲状腺癌的治疗包括手术治疗、放射碘治疗、TSH抑制治疗、放化疗及其他治疗。对于甲状腺癌，原则上主要是手术治疗。近年来，对于甲状腺微小癌，也有一些微创的治疗策略，如射频消融治疗等，也取得了非常好的治疗效果。甲状腺癌术后应当根据肿瘤分期和复发风险评估进行TSH抑制治疗（即左甲状腺素治疗）的必要性。在接受甲状腺手术治疗后，所有复发风险高危的患者和部分复发风险中危的患者，还需要接受 ^{131}I 治疗（即放射碘治疗），以最大限度清除体内病灶，并降低复发风险。对于少数罹患特殊类型甲状腺癌的患者，如未分化癌患者，诊断时可能已丧失手术治疗的机会，局部放疗和全身化疗可能有一定效果，但整体预后较差。中医中药治疗也可能起到部分的辅助治疗作用。

有时候，尽管患者已经被确诊为甲状腺癌，医生可能会建议不立即进行手术治疗，而是选择进行密切的动态监测，这也是一种治疗策略。积极监测是指在不立即手术的情况下，运用细致的管理模式来监测疾病的动态变化，直到肿瘤直径达到一定界值后才进行手术治疗的一种管理措施。甲状腺乳头状癌是分化型甲状腺癌中最常见的组织病理学类型，具有患病率高、进展缓慢、死亡率低等特点。在甲状腺乳头状癌中，又以最大直径 ≤ 1cm 的甲状腺微小乳头状癌常见。对于低危的甲状腺微小乳头状癌，积极监测已被推荐作为手术治疗的替代方案。积极监测并不是没有任何干预措施的观望，也不是与手术治疗完全对立的策略。接受积极监测的患者并非不再需要手术治疗，当出现疾病进展或患者意愿改变时，应该及时转换治疗方案。

302. 甲状腺癌的手术方式有哪些？哪种更适合您自己的情况呢？

甲状腺癌患者多数是采用手术切除作为初始的治疗方案，手术治疗的目标是：切除全部肿瘤以减少肿瘤复发，并且方便放射碘治疗和术后随诊。具体的手术方式包括下列几种。

（1）腺叶次全切除术　适用于病理诊断为孤立性微小乳头状癌。

（2）腺叶加峡部切除术（次全切手术）　适用于局限在一侧腺叶内的单发甲状腺癌，且肿瘤原发病灶 ≤ 1cm，复发危险度低，儿童期无头颈部放射线接触史，无颈部淋巴结转移和远处转移，对侧腺叶内无结节。与甲状腺全切除术相比，次全切手术的并发症较少，更有利于保护甲状旁腺功能、减少喉返神经损伤，也利于保留部分甲状腺功能。但是，需要术后进行放射碘治疗的患者，不推荐次全切手术。

（3）甲状腺全切除术或甲状腺近全切除术　甲状腺全切除术是指切除所有肉眼可见的甲状腺组织，甲状腺近全切除术是指切除几乎所有肉眼可见的甲状腺组织，但保留 < 1g 的非肿瘤性甲状腺组织（如喉返神经入喉处或甲状旁腺处的非肿瘤性甲状腺组织）。两者的适应证为：童年有头颈部放射照射史或放射性尘埃接触史；原发病灶最大直径 > 4cm；多灶癌，尤其是双侧性癌灶；预后不良的病理亚型；已有远处转移，需要进行术后放射碘治疗；伴有颈部淋巴结转移（数目≥5枚或直径≥3cm）；伴有甲状腺外侵犯（如侵犯气管、食管、颈动脉、纵隔等）。

此外，外科术中通常会探查颈部淋巴结，并结合术中情况和术中冰冻切片病理结果，对甲状腺癌进行分期和分级判断，最终决定是否清扫颈部淋巴结和清扫范围。具体的手术方式需要外科医师根据术前检验检查、术中病理结果、预估的手术风险与获益等因素综合进行判断。有时候，术中进行的快速冰冻切片病理结果与术后正式的病理结果会存在不一致，特别是正式病理结果提示疾病更为严重时，可能会导致少数患者需要接受第二次手术以扩大手术治疗范围。

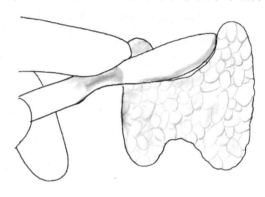

303. 甲状腺癌手术在什么情况下需要做颈部淋巴结清扫？

甲状腺癌患者术前要进行仔细评估，特别是需要判断有无淋巴结转移。术中也要进行淋巴结探查。甲状腺癌淋巴结转移最常见的部位为病灶同侧的颈部中央区（Ⅵ区）淋巴结。

对于分化型甲状腺癌（甲状腺乳头状癌、甲状腺滤泡状癌），无论是否发现淋巴结转移，均可以考虑进行病灶同侧的颈部中央区淋巴结清扫术，若术前或术中发现中央区以外的淋巴结转移，则可进行侧颈区（Ⅰ～Ⅴ区）淋巴结清扫术。对于病理类型较差的甲状腺癌（如甲状腺未分化癌、甲状腺髓样癌），则应该进行双侧颈部淋巴结清扫术。

304. 做完颈部淋巴结清扫对生活质量会有哪些影响？

颈部淋巴结清扫，是甲状腺癌完整手术的一部分。既然是手术，就可能造成邻近组织的损伤，导致术后并发症，但多数并发症可自行恢复，大部分患者的生活质量不会受到太大的影响，患者也不必过于担心。

术后短期出现的并发症包括：出血、感染、声音嘶哑、窒息、肩下垂、上臂外展受限、颈部液体积聚、低钙抽搐等。可能长期存在的问题包括：颈部瘢痕，影响美观；颈部淋巴引流不畅，淋巴液或组织液积聚形成颈部良性包块；永久性的神经损伤，如转头、耸肩无力；手术误切甲状旁腺导致甲状旁腺功能减退症，可表现为低钙血症、手足抽搐等。

305. 甲状腺癌患者什么情况下可以选择采用腔镜手术治疗？

有些甲状腺癌患者，特别是女性患者，在得知需要进行甲状腺手术时，总会咨询除了颈部手术，是否存在其他手术方式，毕竟颈部留有一个瘢痕，确实会影响美观。既往，甲状腺癌手术切除绝大多数都需要从颈部进行。随着医学技术的不断发展，患者需求的不断增加，腔镜手术应运而生。

腔镜甲状腺手术作为甲状腺手术的一种入路方式，借助腔镜或机器人腔镜设备可使手术切口远离颈部，达到隐蔽化、美容化及微创化效果。实现切除病灶与美容兼顾的目的。腔镜手术的优点是切口不在颈部，故术后不会有颈部瘢痕。目前可供选择的腔镜手术方式包括经乳、经胸骨切迹及经口腔切口，在腔镜的辅助下，分离组织至甲状腺所在的位置，并完成手术操作。治疗原则和手术范围需要同开放手术一致。然而，并非所有医院都开展腔镜手术，且腔镜手术也存在视野不佳和操作困难等问题。因此，应综合考虑肿瘤因素、患者意愿和手术入路特点等，来选择是否进行腔镜下甲状腺外科手术。

306. 甲状腺癌术前准备有哪些？

甲状腺手术通常在普外科或者甲乳外科进行，充分而完善的术前准备是保证手术顺利进行和预防术后并发症的关键。

术前检查应充分完成，包括常规检查、甲状腺功能测定、甲状腺超声、心肺功能检查、喉镜评估声带功能等。

患者要避免情绪激动。精神过度紧张或失眠者，适当应用镇静剂或催眠药。适当卧床，以免体力消耗。进行体位训练，保持头低肩高体位。术前可用软枕每日练习数次，使机体适应术时颈部过伸的体位，有利于手术的顺利进行，还可有效避免术后患者的头晕、头痛、恶心等症状。学会有效深呼吸和咳嗽的方法，有助于术后保持呼吸道通畅，预防术后肺部并发症。

术前停用阿司匹林、利血平等药物至少一周，以免引起凝血功能异常、血压过低等现象，引发生命危险。另外，合并甲状腺功能异常的患者，需要术前通过药物治疗将甲状腺功能调整至合理安全的范围，才能进行手术，切不要随意停药或者改变药物剂量。

307. 甲状腺癌术前需要注意什么？

甲状腺癌术前饮食没有特殊要求，除非术前需要进行全身放射性同位素（^{131}I）

扫描的患者需要限制碘的摄入，否则患者正常饮食即可。此外，为防止麻醉后的误吸，术前一天的午夜开始，会要求患者禁食禁水。

此外，医生会详细告知目前考虑的诊断、推荐的手术方式和麻醉方式、术前的准备、术中和术后可能存在的并发症与处理方法、术后注意事项等。

308. 甲状腺癌术后注意事项有哪些？

甲状腺癌患者的术后注意事项包括住院期间和出院后两个方面。关于出院后的注意事项，将会在本章问题 313 中进行详细回答。关于住院期间的术后注意事项包括：（1）术后尽量采用半卧位，以利于呼吸；（2）如果出现颈部疼痛剧烈、胀痛明显、颈部逐渐肿胀或出现包块，或者出现憋气、声音嘶哑、饮水呛咳、面部和手脚麻木、手足抽搐等情况，均应该及时通知医生；（3）术后第一次进食前，先少量饮水，若无呛咳，可过渡到流质食物，再逐渐恢复为正常饮食；（4）术后需要遵医嘱服用甲状腺激素（通常为左甲状腺素），并且按时复查甲状腺功能，以便调整到合适的剂量。

309. 甲状腺癌术后是否需要服用甲状腺激素？

甲状腺癌患者，一旦做完手术，往往就与甲状腺激素（通常为左甲状腺素）结下不解之缘，有的甚至要"厮守终身"。术后通常需要给予外源性甲状腺激素，其目的有两个：第一，甲状腺全切除或甲状腺近全切除术后，机体合成甲状腺激素不足，需要外源性补充，以维持正常的甲状腺功能。第二，当体内甲状腺激素水平减低时，TSH 分泌会反馈性增加，而高水平的 TSH 能够促进甲状腺癌细胞生长、诱发肿瘤的复发。因此，临床上通常给予分化型甲状腺癌术后患者稍高于生理剂量的甲状腺激素，以抑制体内 TSH 分泌，旨在降低肿瘤复发的风险。一般根据术后复发危险分层并结合患者 TSH 抑制治疗危险分层，从而选择所需要的 TSH 抑制程度，根据 TSH 目标水平调整甲状腺激素（如优甲乐）的剂量。但是，对于甲状腺髓样癌、未分化癌等病理类型，TSH 抑制治疗就没必要了，只需要服用甲状腺激素，使 TSH 达到正常范围内即可。

310. 甲状腺癌术后出现手足抽搐可能是怎么回事？

甲状旁腺为调节钙磷代谢的重要内分泌腺体，位于甲状腺后面上下极，共四枚腺体。甲状腺手术过程中可能会损伤甲状旁腺血管或造成血管痉挛等，导致一过性或者永久性甲状旁腺功能减退症（简称为甲旁减），出现血钙降低。而术后低钙血症，则会导致低钙性手足抽搐伴有面部发麻感，该症状大多能够在术后 4～5 日缓解。然而，若术中误切 2 个以上的甲状旁腺，则可能导致永久性甲状旁腺激素分泌不足，甲旁减和低钙血症可长期存在。既往针对甲旁减的治疗手段比较有限，需要长期服用钙剂和活性维生素 D_3（骨化三醇）以维持血钙水平。随着手术技术的提高，以及皮下自体甲状旁腺移植这一补救措施的应用，术后永久性甲旁减的发生率已明显降低。

311. 甲状腺癌微创手术是什么？什么情况下可以做微创手术？

甲状腺癌微创手术并无确切的定义，但是近年来不断发展的超声引导下射频消融术，无须开刀，对于甲状腺微小病变有着较大的优势。

关于射频消融术的适应人群，国内外存在一定的差异。在国外，射频消融可用于治疗甲状腺癌术后肿瘤复发病灶或转移病灶，因此主要针对治疗甲状腺癌术后复发且不适合再次手术的患者。当使用该方法治疗甲状腺结节时，则建议患者接受至少两次甲状腺穿刺检查。不建议甲状腺微小癌的患者首次接受治疗时选择射频消融术。

而在国内，采用射频消融治疗甲状腺微小癌的探索性研究较国外多。部分研究结果显示，使用该方法治疗低危甲状腺微小癌具有良好的安全性和有效性。但需要严格掌握适应证，尽可能避免因甲状腺癌微创手术漏掉了早期转移病灶，并最终导致不良预后的情况发生。

312. 甲状腺癌患者是否需要接受化疗？

有些患者对癌症存在一定的错误认识，认为所有癌症都需要化疗。但是，其实对有些肿瘤来讲，化疗并不需要，或者并不是主要的治疗手段，甲状腺癌就是这样的肿瘤类型。

分化型甲状腺癌通常手术治疗后，可选择放射碘治疗，这是因为甲状腺癌对化疗反应普遍不佳。但是，在放射碘治疗无效且处于进展状态的晚期甲状腺癌患者中，有时也需要使用放化疗，其中放疗较化疗更为常用。

如果患者出现复发转移性分化型甲状腺癌，症状或疾病快速进展，且对放射碘治疗反应不佳，采用抗血管生成小分子多靶点激酶抑制剂是目前的标准治疗（如索拉非尼、仑伐替尼、阿帕替尼、安罗替尼、普拉提尼等）。只有在极少数情况下才考虑化疗。

如果患者罹患未分化型甲状腺癌，可以采用辅助化疗或同步放化疗方案。涉及的化疗药物包括紫杉醇、卡铂、多西他赛、多柔比星等，化疗常见的不良反应包括胃肠道反应、脱发、肝肾功能损害、心脏毒性、骨髓抑制等。

313. 甲状腺癌患者出院后怎么办？

我们在本章问题 308 中，列出了甲状腺癌患者住院期间的术后注意事项，这些患者出院后，也有很多需要注意的地方，并要做好定期规律随访。

出院后的注意事项包括下列几个方面：（1）每 3～12 个月复查甲状腺超声，对可疑的淋巴结可进行穿刺活检；（2）服用左甲状腺素（如优甲乐）的患者，初始每 4 周复查 TSH，TSH 达到控制目标水平后，第一年每 2～3 个月、第二年每 3～6 个月、五年内每 6～12 个月复查血清 TSH 水平；（3）术后每 6 个月复查血清甲状腺球蛋白（Tg）；（4）根据各项复查结果，综合调整治疗方案，特别是备孕和妊娠期的甲状腺癌患者；（5）患者应该适当补充钙剂和维生素 D，以预防骨量减少和骨质疏松症。

314. 甲状腺癌复发了怎么办？

通常而言，甲状腺癌的恶性程度相对较低。尽管如此，并不是说甲状腺癌患者术后都可以高枕无忧，有时甲状腺癌也存在复发的情况。术后规律的 TSH 抑制治疗，定期进行复查和随访，有助于减少复发风险，或者可以及时发现病情反复。对于甲状腺癌复发或转移病灶，可选择的治疗方案依次为：首选手术切除（能够通过手术治愈者）+ 放射碘治疗（病灶可以摄碘者）。病灶不摄取碘，则采取外放射治疗、新型靶向抗肿瘤药物治疗、化疗。所有甲状腺癌复发患者均建议使用 TSH 抑制治疗。对于部分甲状腺癌复发患者，也可选用微创手术（如射频消融）治疗局部肿瘤复发病灶。此外，患者本人也要保持良好的心态，规律的生活作息，进行适当的运动。

315. 甲状腺癌患者的预后如何？

对于刚刚诊断为甲状腺癌的患者，最常问的问题就是"医生，我还能够活多久啊？"其实，甲状腺癌总体预后良好，5 年生存率为 94%～98%。

对于分化型甲状腺癌（如乳头状癌和滤泡状癌），疾病的预后与原发病灶大小、局部侵犯情况、淋巴结转移和远处转移相关，但整体预后良好。例如，原发肿瘤最大径＜1.5cm 的分化型甲状腺癌出现远处转移的可能性较小，而较大肿瘤（＞1.5cm）30 年内复发率则约为 33%。最大径＜1.5cm 的分化型甲状腺癌 30 年死亡率为 0.4%，而较大肿瘤（＞1.5cm）则为 7%。类似地，局部侵犯程度高、合并多处淋巴结转移或远处转移的甲状腺癌患者术后复发率相对较高，预后相对较差。

未分化型甲状腺癌的预后较差，甲状腺髓样癌的预后介于前面两大类甲状腺癌之间。

316. 甲状腺癌患者可以食用海产品和其他含碘高的食品吗？

2018 年，我国正式更新了《中国居民补碘指南》，为甲状腺结节和甲状腺癌患者的补碘问题作出了非常明确且清晰的推荐：甲状腺结节分为良性和恶性两大